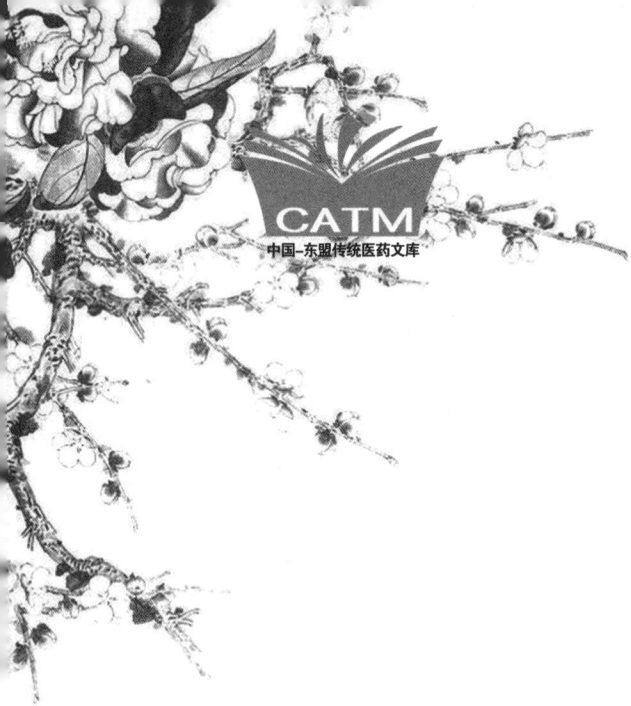

CATM
中国-东盟传统医药文库

U0735461

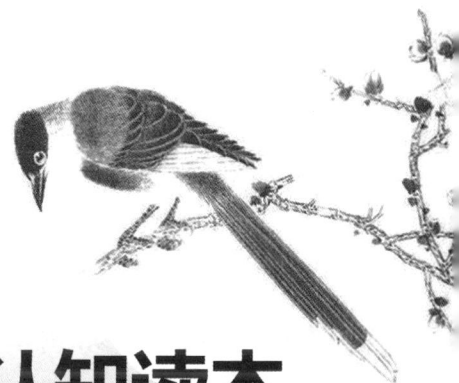

中职医药卫生行业认知读本

ZHONGZHI YIYAO WEISHENG HANGYE RENZHI DUBEN

主编：

吴　彬

邓芝伶

广西科学技术出版社

图书在版编目（CIP）数据

中职医药卫生行业认知读本 / 吴彬，邓芝伶主编.
—南宁：广西科学技术出版社，2014.8（2021.8重印）
ISBN 978 - 7 - 5551 - 0204 - 5

Ⅰ. ①中… Ⅱ. ①吴… ②邓… Ⅲ. ①医药卫生人员
—入学教育—中等专业学校—教材 Ⅳ. ①R192

中国版本图书馆CIP数据核字（2014）第 124641 号

中职医药卫生行业认知读本

主编：吴　彬　邓芝伶

责任编辑：黎昭勇　李敏智　　　　　　　封面设计：陈　翔
责任校对：黄琼芳　　　　　　　　　　　责任印制：韦文印

出 版 人：卢培钊　　　　　　　　　　　出版发行：广西科学技术出版社
社　　　址：广西南宁市东葛路 66 号　　邮政编码：530023

经　　　销：全国各地新华书店
印　　　刷：广西万泰印务有限公司
地　　　址：南宁市经济开发区迎凯路 25 号　邮政编码：530031
开　　　本：889 mm×1194 mm　　1/16
字　　　数：240 千字　　　　　　　　　印　　　张：8
版　　　次：2014 年 8 月第 1 版　　　　印　　　次：2021 年 8 月第 8 次印刷
书　　　号：ISBN 978 - 7 - 5551 - 0204 - 5
定　　　价：22.00 元

《中职医药卫生行业认知读本》编委会

前 言

本书是一本行业认知读本，可供中等职业医药卫生学校护理类、中医类、药学类、医技类、服务类专业使用。

本书旨在通过中职医药卫生学校相关专业的背景、发展、就业等方面的全方位描述，以新颖活泼的方式，给学生提供实用有效的专业认知，帮助学生尽快了解校园生活的丰富性，提高专业学习的积极性，明确自身职业生涯规划的可行性，帮助学生明白我能做什么、我应该做什么、我可以怎么做。

全书结构上分三篇，共十八章。第一篇是"学校篇——幸福之舟的启航"，第二篇是"专业及岗位篇——青春之桨的律动"，第三篇是"就业篇——未来之帆的远洋"。

本书在语言上，充分结合青少年的个性特点，以尽量切合当代中职生的角色；在版面上，设计生动，图文并茂，增强了学习的趣味性。

本书在编写过程中，得到了广西科学技术出版社、广西圣图文化传播有限公司的大力支持，各位编者也尽职尽责，在此一并致谢。

由于我们的学识和水平有限，编写时间比较仓促，难免有不妥之处，恳请使用本书的老师、学生和读者给予批评指正，不胜感激。

编 者

目　录

第一篇　学校篇
——幸福之舟的启航

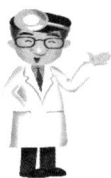

第一章

卫生学校的特点

亲爱的同学们，你们怀揣着对医学的憧憬，对生命的敬畏，带着家长的期望和对未来的梦想，来到了实现梦想的游轮！在这里，我们将开启一段奇妙的旅程。在这短暂的人生旅程中，通过我们的共同努力，我们的人格将不断健全，我们的内心将得到充实，我们的灵魂将得以净化，我们的内涵将得以不断丰富，让我们来一起感受中等职业医药卫生行业的无穷魅力！

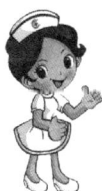

一、现代职业教育体系的特点

现代职业教育体系是适应地方经济社会发展需要，满足经济社会对技术技能人才需求，中职、专科、本科到研究生相互衔接，职业教育、普通教育、继续教育相互沟通的教育系统。

通过下面现代职业教育体系和普通高等教育体系发展示意图，我们可以发现，接受中等职业教育，一样可以实现我们的大学梦。

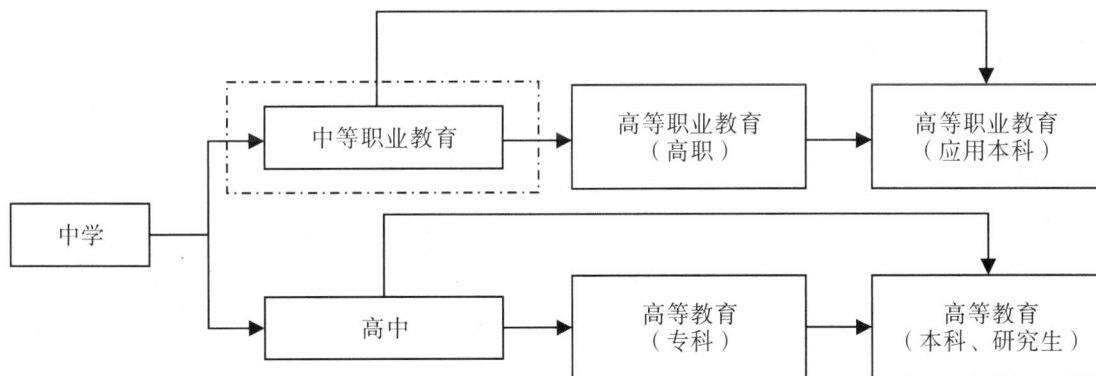

现代职业教育体系和普通高等教育体系发展示意图

稍有区别的是，应用本科同一般普通本科相比具有鲜明的技术应用特征。普通本科培养的是学科型、学术型、研究型人才，而应用本科培养的是适应生产、建设、管理、服务第一线需要的高等技术应用型人才。

我们现在所处的阶段——中等职业教育阶段，作为现代职业教育体系的基点，主要以职业性教育为主，培养的是面向基层，面向生产、服务和管理第一线的中级应用型人才（或称为中级实用型、技术型、管理型人才），它所培养的人才主要是将熟练的生产技能转化为生产力，应用于生产、管理中。

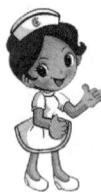

二、中等职业卫生学校的特色

（一）人才培养特色

中等职业卫生学校是全日制学校，主要为各级医疗卫生、保健康复、美容美体等机构培养卫生技能型专业人才。学校始终坚持把医药行业的职业道德贯穿在人才培养过程中；把"健康所系，性命相托""生命可贵，尊重生命"的内涵融入教育的全过程；在强化学生的医疗专业知识教育、医疗专业技能训练，提高学生的动手能力的同时，注重学生的医德医风教育，培养救死扶伤的人道主义精神。历届的学生在走上工作岗位以后，其专业技能及整体素质均深受用人单位的好评。

知识链接

护士誓词

当我步入神圣护理行列的时刻，谨庄严宣誓：我志愿献身护理事业，奉行革命的人道主义精神，坚守救死扶伤的信念，履行"保存生命，减轻痛苦，促进健康"的职责。遵守护士的职业道德规范，像南丁格尔那样，以一颗同情心和一双愿意工作的手，以真心、爱心和责任心对待每一位病人。不忘今天的决心和誓言，热爱专业、勤勉好学，忠于职守，兢兢业业，接过前辈手中的红烛，将毕生精力奉献给护理事业。

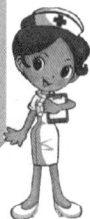

知识链接

医学生誓词

健康所系，性命相托。当我步入神圣医学学府的时刻，谨庄严宣誓：我志愿献身医学，热爱祖国，忠于人民，恪守医德，尊师守纪，刻苦钻研，孜孜不倦，精益求精，全面发展。我决心竭尽全力除人类之病痛，助健康之完美，维护医术的圣洁和荣誉，救死扶伤，不辞艰辛执着追求，为祖国医药卫生事业的发展和人类身心健康奋斗终生。

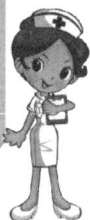

（二）专业特色

目前，广西卫生类中等职业学校开设的专业主要有护理类（含护理、中医护理、助产）、药学类（含中药、制药工艺、医药营销）、医疗类（含中医、针灸推拿专门化、农村医学）和医技类（含中医康复保健、检验、影像、口腔、美容）。

亲爱的同学们，如果你心中有大爱，愿意做一名"白衣天使"帮助他人减轻病痛，中等职业卫生学校就是你圆梦的地方！　　　　（吴彬　陈玲）

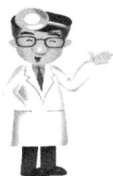

第二章
做一名快乐的中职生

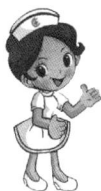

一、认可自己的选择

你是否这样想过：中考分数不高就是"差学生"；就读中职低人一等，是读不了高中、大学之后的无奈选择；读中专比较丢人，毕业了还是去打工，没出息……

不！分数并不代表一个人的能力；就读中职我们可以学到一门人人羡慕的技能，并没有低人一等；中职毕业后我们完全可以找到一份心仪的工作，照样可以服务社会，成为一个有出息的人。

初中毕业后我们可能会有几种选择：一是直接去打工，只能做一些苦力活，会面临在企业没有地位，工作不稳定等非常现实的情况。在既没有技能也不具备应有的职业素质的情况下，要想获得好的工作，要想得到单位重用，在不缺人才的今天几乎是不可能的。二是上高中，上高中的目的是为了上一所好的大学。可事实上高中毕业升入二本院校的人只占十分之一。对于我们成绩中等或中等以下的学生来说，极有可能面临不喜欢文化课程、偏科、学习跟不上、自信心受到挫折等诸多问题。

其实，我们可以换个角度去看，在这几种选择的背后，我们最终的目的是什么？也许聪明的你应该想到了，对，就是为了生活。为了改善我们和家人的生活质量，我们需要工作，而要找到合适的工作则需要技能。中等职业学校就是这样一个为大家提供技能学习的地方。通过学习后，相比于白领一族，我们可以凭借自己的技能成为蓝领、灰领一族，过程虽然艰苦，但解决我们的生活问题已经绰绰有余了。

适合自己的教育就是最好的教育。人要发挥自己的长处，做到扬长避短，使自己的人生价值实现最大化，成为对社会有用的人才。相信自己的选择，不要自卑，选择中职我们照样有出路，选择中职我们照样可以活得很精彩！

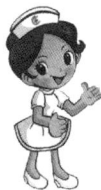

二、适应中职生活

进入中职学习，我们面对全新的环境和学习内容，心理压力会增大，如何去缓解这种压力呢？

（一）适应新的校园环境

离家上学，是我们学会独立处理事情的开始。来到新的学校后，衣、食、住、行等个人生活都由自己处理安排，自主、自立、自律是学习生活的新的主旋律。入校后能否迅速地了解和熟悉校园环境，决定我们能否在这个环境中自如地生活、学习。

（二）融入新的校园生活

中职生活和中学生活相比，无论生活方式、习惯还是生活范围都有明显的不同。适应中职生活就是要调整和改变原来的习惯，由依赖到自理、由被动到主动。因此，融入新的校园生活，我们应该从培养良好的生活习惯开始。

> **小贴士**
>
> 如何尽快适应新的校园环境？
>
> 1. 了解学校的整体布局，如办公区、教学楼、宿舍楼、食堂、运动场等的分布。
> 2. 了解日常作息时间安排。
> 3. 使用普通话交流。

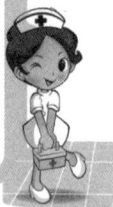

> **小贴士**
>
> 如何培养良好的生活习惯？
>
> 1. 规划好自己的作息时间：做时间的主人，管理好自己的时间。
> 2. 养成良好的饮食习惯：杜绝饮食不规律、暴饮暴食，注意饮食卫生等。
> 3. 坚持锻炼身体：多参加文体活动，在校期间至少掌握一项体育技能或文艺才能。

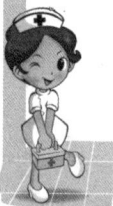

（三）正确处理人际关系

进入学校，我们会遇到各方面的人际关系：师生之间、同学之间、同乡之间，以及个人与班级、学校之间的关系，等等。面对如此众多的人际关系，有的同学因为处理不当，整日郁郁寡欢，心情沮丧；有的同学因为人际关系紧张，精神压力很大，导致程度不同的心理病症；而更多的同学则由于不知如何处理复杂的人际关系，而经常为苦闷、烦恼的情绪所困扰。可见，如何掌握一定的交往技巧，处理好人际关系，对于三年中职生活和未来事业的成就都是至关重要的。

学会感恩与包容。心怀感恩，懂得包容，以一颗感恩与包容的心，去面对身边的人和事，对别人、对环境就会少一份挑剔，多一份欣赏和感激。古人所谓"鸦反哺，羊跪乳"正是这种感恩的写照。有了包容的胸襟，我们赢得的将会是团结和凝聚。任何人的成长，都需他人的扶持相助。拥有了感恩包容的胸怀，我们就会脱颖而出。

学会倾听与赞美。倾听，不仅仅是对别人的尊重，也是你所能给予别人的最好的赞美。以一颗倾听与赞美的心去面对身边的人和事，我们可以发现心里洒满的温暖阳光，可以看到对生活的憧憬和希望。

（四）适应新专业的学习

新生的稚芽，需要雨水的浇灌，成长的学子，需要知识的滋养。学习是学生生活中最重要的一部分，中职的教学体制、教学方法与初中有所不同。在学习上，要由以前被动的学习方式变为主动的学习方式，摸索出好的学习方法，学会自我定位、自我设计，做好自己的学习计划，尤其是专业技能与个人特长的发展目标。创造条件参加国家有关部门组织的"考级""考证"活动以及各种操作技能大赛；有意识地进行适应择业需要的实用技能训练，如仪表、谈吐、风度和文字表达等方面的实用技能培训。

同学们，适应了新的环境之后，别忘了，还要坚定信心，树立目标。对于三年的中职生活结束后，自己应该达到一个什么样的水平，必须从进校开始就有一个目标。清晰的目标产生坚定的信念，目标越清晰，信念越坚定。

同学们，从明天开始，让我们一起手拉手，共同开始中职的三年航程！

同学们，从明天开始，让我们一起肩并肩，共同迎接中职的风雨兼程！

同学们，从明天开始，让我们一起心连心，共同领略中职的无限风采！　　　　　（吴彬　陈玲）

小贴士

如何更好地倾听与赞美？

1. 保持良好的精神状态，是保证倾听质量的前提。

2. 必要的沉默，适时的提问。

3. 有耐心，不随便打断别人的讲话。

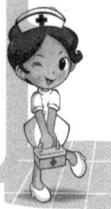

第二篇　专业及岗位篇

——青春之桨的律动

护理类专业

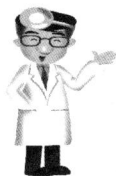

第三章
护理专业

第一节 认识专业

　　护理学的形成是伴随着人类历史的发展、社会的发展、科学的进步而逐步从原始初级的简单活动到形成科学理论的高级活动。护理作为人类生存的需要可追溯到原始社会，其发展很慢，历经了自我护理、宗教护理、职业护理而进入近代护理。经过漫长的岁月和前辈们的不断努力，直到19世纪中叶，南丁格尔开创了护理专业，使护理学逐步迈上科学的发展轨道，这是护理学发展的一个重要转折点，也是护理专业化的开始，并逐渐成为一门独立的学科。1980年，美国护理学会将护理定义为："护理是诊断和处理人类对现存的或潜在的健康问题的反应。"从这一定义引申出：现代护理学是研究如何诊断和处理人类对存在的或潜在的健康问题的反应的一门科学。

　　目前我国护士的数量远远不够，医护比例严重失调，《全国护理事业发展规划（2016－2020年）》指出，截至2015年底，我国注册护士总数达到324.1万人，每千人口护士数为2.36人，医院的医护比为1∶1.42。

　　随着我国人口老龄化进程的加快，护理服务不断适应人民群众日益多样化、多层次的健康需求，服务领域逐步向家庭、社区延伸，在老年护理、慢性病护理、临终关怀等方面发挥积极作用，护理服务领域不断拓展。而随着人民生活水平的提高，人群疾病谱发生了改变，慢性病护理的需求量增加；人们在重视身心健康的同时，对疾病的预防和自我保健意识也不断增强，社区医疗保健等工作面临着难得的机遇，这为护理专业人才提供了广阔的就业空间。

　　另外，国内很多大中城市的医院都设有涉外门诊，而一些合资医院更是如雨后春笋般扎根北京、上海等地。因此，护理专业人才在具备护理理论与技能等专业知识外，若同时具备一定的外语能力，那么就业选择将更为宽广，可以从事在华的涉外医护服务、国际技术合作交流和资料传递等。在国际上，各个国家的"护士荒"情况也普遍存在。世界性的护理人才资源的短缺，给我国护理人员创造了更多迈出国门、迈向国际市场就业的机会。

第二节　丰富的学习生活

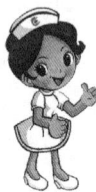

一、你我的共同约定——入学条件

应届、历届初中和高中毕业生。

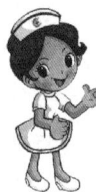

二、我们的美好期许——目标与学制

（一）培养目标

培养与我国社会主义现代化建设要求相适应，德、智、体、美、劳全面发展，身心健康，具有基本的科学文化素养、良好的职业道德和人际交往与沟通能力，掌握护理专业的基础理论知识和基本操作技能，能初步分析和解决护理实践中的一般问题，从事护理、保健、康复、健康教育等工作，具有职业生涯发展基础的技能型、服务型的高素质人才。

（二）学制

学制 3 年。

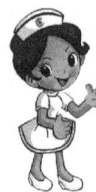

三、丰富的知识内容——知识模块

本专业课程设置由 4 个模块组成：公共基础课程、专业核心课程、专业基础课程、教学综合实训。

序号	课程模块	课程设置
1	公共基础课程	职业生涯规划、职业道德与法律、经济政治与社会、哲学与人生、语文、英语、数学、计算机应用基础、体育、人际沟通等
2	专业核心课程	正常人体学基础、药物学基础、护理学基础、临床医学概要、内科护理、外科护理、妇产科护理、儿科护理

续表

序号	课程模块	课程设置
3	专业基础课程	病原生物与免疫学、病理学基础、医护心理学基础、护理礼仪、中医学基础、五官科护理、传染病护理、营养与膳食、医护伦理学、卫生保健
4	教学综合实训	内科护理（含重症监护）、外科护理（含门诊处置室）、儿科护理、妇科护理、产科护理、五官科护理、供应室、急诊科护理、手术室护理

＊毕业考试课程：护理学基础、临床护理（内）、临床护理（外）。

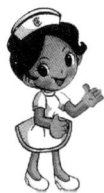

四、多样的工作体验——岗位描述

中职中专教育作为一个独特的教育层次，目前毕业生主要就业于各大医院、社区卫生服务中心、老年护理服务机构等。

（1）门诊护士：在门诊护士长的领导下，开展门诊护理工作。门诊护士应提前上班，热情接待病员，做到微笑服务，帮助病员解决各种困难；认真执行查对制度，按操作规程进行各种治疗工作，保证医疗安全；严密观察患者病情，及时向医生汇报患者病情变化；负责注射室、输液室、治疗室各种用品的保管、清洁、消毒工作；负责抢救药品和小药柜的清点、领用、保管工作，及时补充基数，更换过期变质药品。

（2）急诊科护士：在急诊科护士长的领导下，实施所分管病人的各项护理工作，按护理操作工作流程、护理工作标准和技术规范与常规，熟练完成各项基础护理和急诊科护理工作；按要求完成病情观察及护理记录；发现异常及时报告；做好急诊病员的检诊工作，按病情决定是否优先就诊；配合医师做好急诊抢救工作；协助出诊工作；准备各种急救药品、器材，定量定点定位放置，并经常检查、补充、消毒、更换。

（3）各病区护士：在各科护士长的领导下，实施所分管病人的各项护理工作，按护理操作工作流程、护理工作标准和技术规范与常规，熟练完成各项基础护理和专科护理工作；按要求完成病情观察及护理记录；参与危重病人的抢救配合；熟练地保养、使用各种急救器材及药品；参与临床教学工作；参与病房管理。

（4）手术室护士：在手术室护士长的领导下，按护理工作标准和技术规范与常规熟练完成各项基础护理和手术室护理工作；协助医生准备好手术所需的用物、设备、器械，检查其功能状态，熟练掌握其性能、用途及正确的操作方法；术毕及时清理手术间，做好各种手术的配合工作。

（5）供应室护士：在供应室护士长的领导下，按护理工作标准熟练完成各项物品、敷料的准备；做好物品的清洗，检查包装，灭菌；规范无菌物品发放的程序；熟练地保养各种物品。

第三节 驶向成功的彼岸

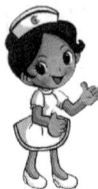

一、选择幸福的航线——学历提升与就业指导

（一）学历提升

中专→大专→本科→硕士研究生。

（二）护士资格考试

（1）考试时间：原则上每年进行一次，考试时间一般在每年的 4 月份。

（2）报考条件：在中等职业学校、高等学校完成国务院教育主管部门和国务院卫生主管部门规定的普通全日制 3 年以上的护理、助产专业课程学习，包括在教学、综合医院完成 8 个月以上护理临床实习，并取得相应学历证书的，可以申请参加护士资格考试。

（3）考试报名：考试报名包括网上报名和现场审核确认两个部分。登录"中国卫生人才网"进行网上报名。

（4）考试科目、形式及时间：

考试科目	考试形式	考试时间
专业实务	人机对话考试	1 小时 40 分
实践能力	人机对话考试	1 小时 40 分

（5）报名现场确认所需材料：考试报名申请表并加盖印章，本人身份证明（原件及一份复印件），毕业证原件及复印件，等等。

（6）准考证打印：登录"中国卫生人才网"打印准考证。

（7）成绩发布：考后 45 个工作日内在"中国卫生人才网"公布考试成绩，考生可凭本人准考证和有效证件号进行成绩查询，并下载打印成绩单，之后到相关部门办理成绩合格证明，作为申请护士执业注册的有效证明。

（三）护士执业注册

根据《护士执业注册管理办法》规定，护士执业注册需要满足以下条件。

1.申请护士执业注册，应当符合下列健康标准：

（1）无精神病史；

（2）无色盲、色弱、双耳听力障碍；

（3）无影响履行护理职责的疾病、残疾或者功能障碍。

2. 申请护士执业注册，应当提交下列材料：

（1）护士执业注册申请审核表；

（2）申请人身份证明；

（3）申请人学历证书及专业学习的临床实习证明；

（4）护士执业资格考试成绩合格证明；

（5）省、自治区、直辖市人民政府卫生行政部门指定的医疗机构出具的申请人6个月内健康体检证明；

（6）医疗卫生机构拟聘用的相关材料。

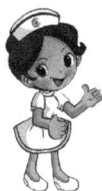

二、竞争的黄金法则——企业用人标准

（一）专业能力

（1）了解护理职业特点，熟悉护理工作制度。

（2）具有对常见病、多发病病情和常用药物疗效、反应的观察监护能力。具有规范的基础护理和各专科护理的基本操作技能。

（3）具有对极危重症病人的初步应急处理能力和配合医生抢救的能力。

（4）能初步运用预防保健知识，按照人的基本需求和生命发展不同阶段的健康需要，向个体、家庭、社区提供整体护理和保健服务，并能进行卫生宣教。

（5）团结协作、沟通交流和合作的能力。

（二）社会能力

（1）敬业爱岗、追求卓越、诚实守信、尊重他人的职业道德。

（2）开拓创新、严谨务实、吃苦耐劳的工作作风。

（3）人际交流和团队协作能力。

（4）自信心、社会责任心。

（5）法律和质量意识。

（6）妥协能力。

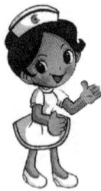

三、收获成功的喜悦——成功案例

案例 1

梁某，女，广西南宁人，2008 年就读某校护理专业，2011 年毕业后，顺利考取护士资格证，就职于一家市级二甲医院急诊科工作。梁某工作认真负责，谦虚好学，利用业余时间完成了大专、本科的课程学习，并积极参加医院各种培训，2013 年被医院派往北京进修，作为医院急诊科护理储备人才。

案例 2

胡某，广西桂林人，2007 年就读某校中医护理专业，2010 年毕业后，顺利考取护士资格证，就职于一家三甲医院血液净化中心。胡某工作认真，勤奋好学，经常向有经验的护理前辈讨教，很快掌握了血透护理技术操作，在掌握血透护理核心后，胡某于 2013 年回老家县人民医院血透室就业，目前已是血透室年轻的护士长。   （邓琴 刘岚）

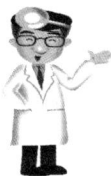

第四章

中医护理专业

第一节　认识专业

　　中医护理是在中医基本理论指导下的美容和护理工作，它是中医学的重要组成部分，有着悠久的历史和丰富的内涵。中医一贯重视护理，主张"三分治疗，七分护理"。中医护理包括精神修养、个人卫生、环境卫生、饮食护理与禁忌及用药护理等方面的内容。中医护理以中医整体观为护理工作的指导思想，"辨证"是护理的主要依据，中医传统技术是它的重要内容。

　　《全国护理事业发展规划（2016－2020年）》提出"大力开展中医护理人才培养，促进中医护理技术创新和学科建设，推动中医护理发展。国家中医药管理局组织制定并实施中医护理常规、技术规范和人才培养大纲等。中医医疗机构和综合医院、专科医院的中医科要积极开展辨证施护和中医特色专科护理，创新中医护理模式，提升中医护理水平。充分发挥中医护理在疾病治疗、慢病管理、养生保健、康复促进、健康养老等方面作用"。可见中医护理在当今现代科技飞速发展的时代中，也和其他专业一样既充满了机遇，也充满了挑战。作为我国护理界的骄傲——中医护理在世界范围内有着不可估量的发展前景。

　　随着我国医疗改革的深入，便捷、有效的传统中医护理在临床中越来越得到重视。传统中医护理技术如推拿、按摩、中药雾化、中药足疗等广为人们喜爱。目前虽然全国各大中医院校设立了中医护理专业，为各级医院输送了具有中医护理知识与技能的护理人才，但是数量远远不能满足临床需要。可见中医护理人才缺口甚为突出。

第二节　丰富的学习生活

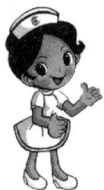

一、你我的共同约定——入学条件

　　应届、历届初中和高中毕业生。

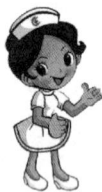

二、我们的美好期许——目标与学制

（一）培养目标

培养具有一定科学文化素养，德、智、体、美、劳全面发展，具有良好的职业素质、人际交往与沟通能力，熟练掌握护理操作技能，运用中医特色护理适宜技术，能够在各级各类医疗卫生、计划生育和社区卫生服务机构从事临床助产、中医护理、母婴保健、中医养生保健等工作，具有职业生涯发展基础的技能型、服务型的高素质人才。

能力要求：以中医护理专业岗位需求为标准，通过 3 年学习，毕业生应具有以下专业知识、职业技能与服务态度，并能顺利通过国家执业资格考试。

（1）掌握本专业必需的人文社会科学、基础医学、中医学、临床医学和预防保健知识。

（2）掌握护理学的基本理论，具有以护理对象为中心，运用护理程序实施整体护理的基本能力。

（3）能够运用专业知识对护理对象进行健康评估，具有分析和解决临床常见护理问题的综合能力。

（4）具有必备的中西医护理基础知识，以及较宽厚的中西医临床各科护理专业基本理论和基本技能。

（5）具有对护理对象进行病情变化、心理反应和药物疗效的观察能力。

（6）具有对急、危、重症病人的应急处理和抢救配合能力。

（7）具有初步的病室和病人管理能力。

（8）具有运用中医特色护理技术、卫生保健知识进行基本健康指导的能力。

（9）具有良好的职业道德、伦理意识、法律意识、医疗安全意识，以及评判性思维能力、社会适应能力，有健康的体魄。

（10）具有良好的人际沟通能力、团队合作精神和较强的服务意识。

（11）具有熟练的计算机基本操作能力和一定的英语应用能力，以及自学能力和职业创新能力。

（二）学制

学制 3 年。

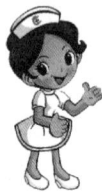

三、丰富的知识内容——知识模块

本专业课程设置由 4 个模块组成：公共基础课程、专业核心课程、专业基础课程、教学综合实训。

序号	课程模块	课程设置
1	公共基础课程	职业生涯规划、职业道德与法律、经济政治与社会、哲学与人生、化学、语文、英语、数学、计算机应用基础、体育、人际沟通等
2	专业核心课程	正常人体学基础、药物学基础、护理学基础、临床医学概要、内科护理、外科护理、妇产科护理、儿科护理、中医内科护理学、中药与方剂
3	专业基础课程	病原生物与免疫学、病理学基础、医护心理学基础、护理礼仪、中医学基础、五官科护理、传染病护理、营养与膳食、医护伦理学、卫生保健、中医护理学基础、中医学概论
4	教学综合实训	内科护理（含重症监护）、外科护理（含门诊处置室）、儿科护理、妇科护理、产科护理、五官科护理、供应室、急诊科护理、手术室护理

＊毕业考试课程：护理学基础、临床护理（内）、临床护理（外）、中医基础护理学。

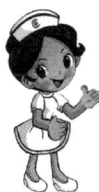

四、多样的工作体验——岗位描述

中职中专教育作为一个独特的教育层次，目前毕业生主要就业于各大医院、社区医院、老年护理服务机构等。

（1）门诊护士：在门诊护士长的领导下，开展门诊护理工作。门诊护士应提前上班，热情接待病员，做到微笑服务，帮助病员解决各种困难；认真执行查对制度，按操作规程进行各种治疗工作，保证医疗安全；严密观察患者病情，及时向医生汇报患者病情变化；负责注射室、输液室、治疗室各种用品的保管、清洁、消毒工作；负责抢救药品和小药柜的清点、领用、保管工作，及时补充基数，更换过期变质药品。

（2）急诊科护士：在急诊科护士长的领导下，实施所分管病人的各项护理工作，按护理操作工作流程、护理工作标准和技术规范与常规，熟练完成各项基础护理和急诊科护理工作；按要求完成病情观察及护理记录；发现异常及时报告；做好急诊病员的检诊工作，按病情决定是否优先就诊；配合医师做好急诊抢救工作；协助出诊工作；准备各种急救药品、器材，定量定点定位放置，并经常检查、补充、消毒、更换。

（3）各病区护士：在各科护士长的领导下，实施所分管病人的各项护理工作，按护理操作工作流程、护理工作标准和技术规范与常规，熟练完成各项基础护理和专科护理工作；按要求完成病情观察及护理记录；参与危重病人的抢救配合；熟练地保养、使用各种急救器材及药品；参与临床教学工作；参与病房管理。

第三节　驶向成功的彼岸

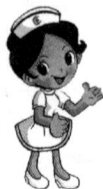

一、选择幸福的航线——学历提升与就业指导

（一）学历提升

中专→大专→本科→硕士研究生。

（二）护士资格考试

（1）考试时间：原则上每年进行一次，考试时间一般在每年的 4 月份。

（2）报考条件：凡在中等职业学校、高等学校完成国务院教育主管部门和国务院卫生主管部门规定的普通全日制 3 年以上的护理、助产专业课程学习，包括在教学、综合医院完成 8 个月以上护理临床实习，并取得相应学历证书的，可以申请参加护士执业资格考试。

（3）考试报名：考试报名包括网上报名和现场审核确认两个部分。登录"中国卫生人才网"进行网上报名。

（4）考试科目、形式及时间：

考试科目	考试形式	考试时间
专业实务	人机对话考试	1 小时 40 分
实践能力	人机对话考试	1 小时 40 分

（5）报名现场确认所需材料：考试报名申请表并加盖印章，本人身份证明（原件及一份复印件），毕业证原件及复印件，等等。

（6）准考证打印：登录"中国卫生人才网"打印准考证。

（7）成绩发布：考后 45 个工作日内在"中国卫生人才网"公布考试成绩，考生可凭本人准考证和有效证件号进行成绩查询，并下载打印成绩单，之后到相关部门办理成绩合格证明，作为申请护士执业注册的有效证明。

（三）护士执业注册

根据《护士执业注册管理办法》规定，护士执业注册需要满足以下条件。

1. 申请护士执业注册，应当符合下列健康标准：

（1）无精神病史；

（2）无色盲、色弱、双耳听力障碍；

（3）无影响履行护理职责的疾病、残疾或者功能障碍。

2. 申请护士执业注册，应当提交下列材料：

（1）护士执业注册申请审核表；

（2）申请人身份证明；

（3）申请人学历证书及专业学习的临床实习证明；

（4）护士执业资格考试成绩合格证明；

（5）省、自治区、直辖市人民政府卫生行政部门指定的医疗机构出具的申请人6个月内健康体检证明；

（6）医疗卫生机构拟聘用的相关材料。

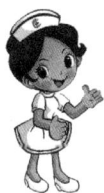

二、竞争的黄金法则——企业用人标准

（一）专业能力

（1）了解护理职业特点，熟悉护理工作制度。

（2）具有对常见病、多发病病情和常用药物疗效、反应的观察监护能力。具有规范的基础护理和各专科护理的基本操作技能。

（3）具有运用中医特色护理技术、卫生保健知识进行基本健康指导的能力。

（4）能初步运用预防保健知识，按照人的基本需求和生命发展不同阶段的健康需要，向个体、家庭、社区提供整体护理和保健服务，并能进行卫生宣教。

（5）团结协作、沟通交流和合作的能力。

（二）社会能力

（1）敬业爱岗、追求卓越、诚实守信、尊重他人的职业道德。

（2）开拓创新、严谨务实、吃苦耐劳的工作作风。

（3）人际交流和团队协作能力。

（4）自信心、社会责任心。

（5）法律和质量意识。

（6）妥协能力。

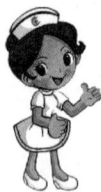

三、收获成功的喜悦——成功案例

案例 1

王某，女，广西横县人，2007 年就读某校中医护理专业，2010 年毕业后，顺利考取护士资格证和美容师资格证，应聘于一家美容院。由于王某具备完整系统的中医医学、护理知识，并具有护士资格证，在美容院的工作是得心应手，更获得美容院院长的赏识与支持，2013 年担任该美容院分店的店长。

案例 2

刘某，女，广西平果县人，2007 年就读某校中医护理专业，2011 年毕业后，顺利考取护士资格证和护理员证，就职于一家养老院。刘某热爱老年护理工作，不怕脏不怕累，运用所学的中医护理技术，经常给有腰颈椎、关节问题的老年人进行按摩、推拿，缓解老年人的疼痛，深受养老院的老年人喜爱，并获得"热心天使"称号。由于刘某表现出色，已成为该养老院的护理标兵。　　　　　　（邓琴　刘岚）

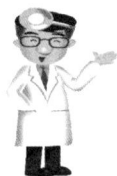

第 五 章
助产专业

第一节 认识专业

助产专业是一门发展前景非常好的传统专业。随着国民经济的发展及人民生活水平的提高，社会对妇女保健服务人才规格需求也不断提高，人性化全程陪伴分娩，要求大批高素质的助产士。本专业毕业后可报考双证（护士资格证和母婴保健技术考核合格证），就业前景良好。根据国家有关规定，凡在基层从事计生专干工作，必须持有母婴保健技术考核合格证方可上岗。

第二节 丰富的学习生活

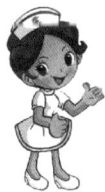

一、你我的共同约定——入学条件

应届、历届初中和高中毕业生。

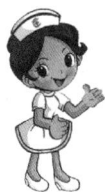

二、我们的美好期许——目标与学制

（一）培养目标

培养与我国社会主义现代化建设要求相适应，德、智、体、美、劳全面发展，身心健康，具有基本的科学文化素养、良好的职业道德和人际交往与沟通能力，掌握助产专业的基础理论知识和基本操作技能，能初步分析和解决助产实践中的一般问题，能够从事临床助产、护理、母婴保健等工作，具有职业生涯发展基础的技能型、服务型的高素质人才。

能力要求：以助产专业岗位需求为标准，通过 3 年学习，毕业生应具有以下专业知识、职业技能与服务态度，并能顺利通过国家护士资格考试。

（1）掌握本专业必需的人文社会科学、基础医学、临床医学和预防保健知识。

（2）掌握遗传、优生优育的有关知识及国家计划生育的政策和法规知识。

（3）掌握护理学的基本理论，具有以护理对象为中心，参与实施整体护理的能力。

（4）具有观察和规范地处理正常分娩、正常产褥、新生儿护理及健康指导的能力，能配合医生进行妊娠诊断、产前检查。

（5）具有对难产及产科急、危、重症病人初步的应急处理能力和配合抢救的能力。

（6）具有对护理对象的病情变化、心理反应和药物疗效进行初步观察和处理的基本能力。

（7）具有开展母婴保健及计划生育指导的能力。

（8）具有良好的职业道德、伦理意识、法律意识和医疗安全意识。

（9）具有良好的医疗服务文化品质、人际沟通与团队合作的能力。

（10）能进行基本的计算机操作，具有一定的英语应用能力。

（11）具有初步获取专业领域新知识、新技术和新方法的能力。

（二）学制

学制 3 年。

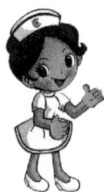

三、丰富的知识内容——知识模块

本专业课程设置由 4 个模块组成：公共基础课程、专业核心课程、专业基础课程、教学综合实训。

序号	课程模块	课程设置
1	公共基础课程	职业生涯规划、职业道德与法律、经济政治与社会、哲学与人生、化学、语文、英语、数学、计算机应用基础、体育、人际沟通等
2	专业核心课程	正常人体学基础、药物学基础、护理学基础、临床医学概要、内科护理、外科护理、妇科护理、儿科护理、产科学及护理、母婴护理
3	专业基础课程	病原生物与免疫学、病理学基础、医护心理学基础、护理礼仪、中医学基础、五官科护理、传染病护理、营养与膳食、医护伦理学、卫生保健、中医护理学基础、中医学概论
4	教学综合实训	内科护理（含重症监护）、外科护理（含门诊处置室）、儿科护理、妇科护理、产科护理、五官科护理、供应室、急诊科护理、手术室护理

* 毕业考试课程：护理学基础、临床护理（内）、临床护理（外）、产科护理。

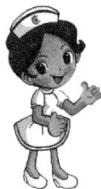

四、多样的工作体验——岗位描述

可在各级医疗、预防、保健机构和社区卫生服务中心从事助产、护理、母婴保健等工作。

（1）在产科主任和护士长的领导下进行工作。

（2）负责常规的接生工作，协助医生进行难产的接产工作，做好接产准备，注意产程进展和变化，遇产妇发生并发症或婴儿窒息，应立即采取紧急措施，并报告医生。

（3）经常了解孕妇分娩前后的情况，严格执行技术操作常规，注意保护会阴及母婴安全，严防差错事故。

（4）经常保持产房的清洁、整齐，定期消毒。

（5）做好妇婴卫生的宣传教育工作，并进行技术指导。

（6）负责管理产房的待产室的药品和器械。

（7）根据需要，负责外出的接产工作和产后随访。

第三节　驶向成功的彼岸

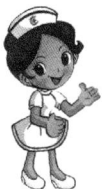

一、选择幸福的航线——学历提升与就业指导

（一）学历提升

中专→大专→本科→硕士研究生。

（二）护士资格考试

（1）考试时间：原则上每年进行一次，考试时间一般在每年的 4 月份。

（2）报考条件：凡在中等职业学校、高等学校完成国务院教育主管部门和国务院卫生主管部门规定的普通全日制 3 年以上的护理、助产专业课程学习，包括在教学、综合医院完成 8 个月以上护理临床实习，并取得相应学历证书的，可以申请参加护士资格考试。

（3）考试报名：考试报名包括网上报名和现场审核确认两个部分。登录"中国卫生人才网"进行网上报名。

（4）考试科目、形式及时间：

考试科目	考试形式	考试时间
专业实务	人机对话考试	1 小时 40 分
实践能力	人机对话考试	1 小时 40 分

（5）报名现场确认所需材料：考试报名申请表并加盖印章，本人身份证明（原件及一份复印件），毕业证原件及复印件，等等。

（6）准考证打印：登录"中国卫生人才网"打印准考证。

（7）成绩发布：考后 45 个工作日内在"中国卫生人才网"公布考试成绩，考生可凭本人准考证和有效证件号进行成绩查询，并下载打印成绩单，之后到相关部门办理成绩合格证明，作为申请护士执业注册的有效证明。

（三）护士执业注册

根据《护士执业注册管理办法》规定，护士执业注册需要满足以下条件。

1. 申请护士执业注册，应当符合下列健康标准：

（1）无精神病史；

（2）无色盲、色弱、双耳听力障碍；

（3）无影响履行护理职责的疾病、残疾或者功能障碍。

2. 申请护士执业注册，应当提交下列材料：

（1）护士执业注册申请审核表；

（2）申请人身份证明；

（3）申请人学历证书及专业学习的临床实习证明；

（4）护士执业资格考试成绩合格证明；

（5）省、自治区、直辖市人民政府卫生行政部门指定的医疗机构出具的申请人 6 个月内健康体检证明；

（6）医疗卫生机构拟聘用的相关材料。

（四）助产士资格考试

取得护士资格证的基础上，在产房工作 3 年以上（每个医院不同），在医院报名，市里统一召集到专门培训的地点，进行 3～5 天的培训，通过笔试、操作考试可取得母婴保健技术考核合格证书。

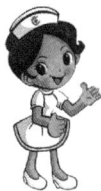

二、竞争的黄金法则——企业用人标准

（一）专业能力

（1）掌握本专业必需的相关医学知识。

（2）具有观察和规范地处理正常分娩、正常产褥、新生儿护理及健康指导的能力。

（3）具有对难产及产科急、危、重症病人初步的应急处理能力和配合抢救的能力。

（4）具有开展母婴保健及计划生育指导的能力。

（5）团结协作、沟通交流和合作的能力。

（二）社会能力

（1）敬业爱岗、追求卓越、诚实守信、尊重他人的职业道德。

（2）开拓创新、严谨务实、吃苦耐劳的工作作风。

（3）人际交流和团队协作能力。

（4）自信心、社会责任心。

（5）法律和质量意识。

（6）妥协能力。

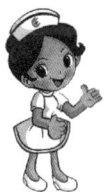

三、收获成功的喜悦——成功案例

案例 1

陈某，广西玉林人，2007 年就读某校助产专业，2010 年毕业后，顺利考取护士资格证，就职于一家市级二甲医院。陈某深深意识到临床工作还需要更深入的学习，工作后马上报读成人大专，毕业之后又报读广西医科大学护理本科，并且通过了本科学士学位考试，获得了护理学学士学位。陈某现已就职于一家省级三甲医院，成为产科业务骨干。

案例 2

梁某，广西玉林人，2008 年就读某校助产专业，到广东一家妇幼保健院实习，由于实习表现优秀，毕业后直接受聘于这家医院。由于梁某胆大心细，动手能力强，并能吃苦耐劳，乐于奉献，获得同事、患者家属的一致好评，多次被评为医院的"护士之星"。 （邓琴 刘岚）

中医类专业

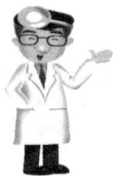

第六章

中医专业

第一节　认识专业

中医，是富有中国文化特色的医学，属生命科学范畴；是中华民族在长期医疗、生活实践中，积累总结而成的具有独特理论风格和丰富诊疗经验的医学体系。在历史长河中，作为世界医学起源的传统医学，对人类生存繁衍一直起着重要作用，中医学与古巴比伦医学、印度医学被称为人类最早形成体系的三大传统医学，现唯有中医学以其独特完整的理论体系和卓越的诊疗效果，独立于世界医学之林。

中医学虽历经数千年沧桑巨变却依然生机勃勃，它为中华民族的繁衍昌盛做出了巨大贡献，成为中华民族优秀传统文化的瑰宝，是我国优秀文化遗产的重要组成部分，同时也为世界医学的进步发展和人民健康保健事业做出了巨大贡献，在世界医学科学中占有重要地位。尽管近代随着西方新兴医学的传入，中医发展受到很大影响，虽然曾一度面临严重的生存危机，但仍以其独特方式生存下来，并在困境中发展进步。

新中国成立后，在国家的中医政策关怀下，中医有了长足进展，成就辉煌，如不少临床常见病证的诊治水平不断提高，提出了中西医学辨证辨病相结合的新思路，进行了四诊客观化研究，引进了一些新的诊治手段，以及借助现代科学技术阐述中医理论，全国中医教育、医疗和研究机构已成规模，大力发展中医学，形成大学本科、专科、中专并存的教育格局，使中医越来越被医学家、科学家及广大群众所重视，同时也被越来越多的国家和人民关注与信赖，对世界医学的发展有很大的影响，特别是中医所倡导的"天、地、人一体"的整体观念，已形成当今社会最为先进的医学模式——"生物－社会－心理－环境"整体医学模式。

我们相信，随着现代社会的不断发展进步，人们追求自然和谐的理念更加强烈，对中医理论"整体观念"和"辨证论治"的理解越来越深刻，临床疗效显著的汤石、针灸、推拿、按摩等疗法，会被越来越多的人所接受和推崇。因此，中医有着无限发展前景，它的明天会更好！

第二节　丰富的学习生活

我们是幸福的一代人，因为我们生活在开放、和谐、民主、快乐和自信的21世纪，几十年改革开放的硕果早已深深影响校园：国家对学生各种生活补贴层出不穷，助学金、奖学金等连绵不断，读书不用交学费在这里已经成为现实，"不让一个孩子失学"在这里得到真正实现；学校第二课堂活动丰富，篮球、气排球、羽毛球等活动不断，"刘三姐"、文明风采等在这里得到充分展现；而文学社为文学爱好者提供展示自我的舞台，花卉协会让一些人走到一起欣赏花儿的美，摄影俱乐部是摄影爱好者的乐园；此外，还有长跑协会、溜冰协会、志愿者协会……同学，想加入我们吗？

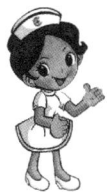

一、你我的共同约定——入学条件

应届、历届初中和高中毕业生。

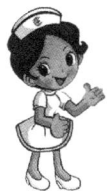

二、我们的美好期许——目标与学制

医学是一门很复杂的专业学科，应学的知识比较多，特别是中医理论比较抽象，短时间内难以掌握，因此学制较长，通常为3～4年。培养目标与要求：既要求系统地掌握中医药基础理论、基本知识、基本技能，又要求能以中医中药为主，辅以现代医学知识处理常见病、多发病、地方病、部分传染病，此外，还要熟悉相关卫生法律法规，了解国家卫生工作基本方针政策，成为能够胜任一般医疗服务和农村预防保健工作的中医药技术专门人才。

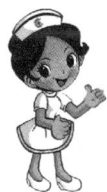

三、丰富的知识内容——知识模块

为使同学们视野更开阔，知识更丰富，发展更全面，课程安排分为三部分：公共基础课程、专业课程、临床见习和实习。

（1）公共基础课程：职业生涯规划、职业道德与法律、哲学与人生、经济与政治基础知识、安全教育、体育与健康、语文、英语、数学、计算机应用基础等。

（2）专业课程：中医学基础、中药学、方剂学、中医诊断学、诊断学基础、西医内科学、医学伦理学、卫生法规、传染病学、中医内科学、中医外科学、中医妇科学、中医儿科学、针灸学等。

（3）临床见习和实习：临床见习是指医学理论授课时，为加深同学对所授知识的理解，依据教学内容和教学条件，让学生床旁熟悉、观察、接触病人，这样既能加深同学对所学知识的理解，又为学生迈入临床实习做前期准备。而临床实习则是医学理论和临床实践工作有机结合的连接点，学生在医院与医院住院医师、主治医师或副主任医师等一起参与对临床病人的诊治，是医学生走向临床工作必不可少的重要环节，也是医学理论联系实际的实践过程，时间比较长，根据教学大纲要求，中等卫生职业学校中医专业的临床实习期一般为8个月至1年，实习医院要求县（区）级以上的综合医院中医科或中医医院。

公共课与专业课均以在校学习为主，授课模式则根据教学内容不同，采用传统、实践、一体化、多媒体等教学模式。

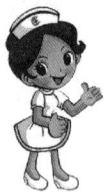

四、多样的工作体验——岗位描述

中等卫生职业学校中医专业毕业后常从事的岗位有中医执业助理医师、中医师、中药驻店药师、中药师、按摩师、中医推拿师、中医针灸师等，但不少岗位要求参加全国性资格考试，获得相应资格后方能从事，如中医执业助理医师、中医师均需参加全国执业医师资格考试取得相应的医师资格并经注册后方能从事；中药驻店药师、中药执业药师也需参加全国药师资格考试，具备相应的执业资格后方能就业。而按摩师、中医推拿师、中医针灸师等，只需参加经政府劳动部门认可的职业培训机构培训后便可考取中高级职称获取相应的资格，当然还有不少岗位是不需参加考试便可直接从事的，如中药制药、中药营销等行业。

第三节　驶向成功的彼岸

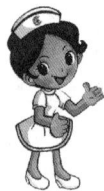

一、选择幸福的航线——学历提升与就业指导

现代化的中等职业学校学生学习生活丰富多彩，只要认真学习，把握成功路上的任何一次机会，完成相关教学计划，各科成绩合格，并完成相应的实习内容，经实习医院考核合格，就能顺利毕业，成为合格的中医医学生，取得由自治区教育厅颁发的中等卫生职业学校毕业证。

学生毕业后，结合自身情况，可到各级中医医院、综合医院中医科、社区卫生服务中心的中医临床医疗、医疗保障、中医诊所等单位工作，也可从事中医相关的工作，如药店、中药制药厂、中医养生馆、中医器械、中医美容、中医保健、中医推拿按摩等。当然还可自主创业，如根据自身条件开中医诊所、保健中心、推拿按摩馆、中医药店等，利用所学中医知识为广大群众服务，推进中医药事业健康发展，使中医药能继续为华夏子孙造福，让中医理念深入民心。

如觉得所学中医知识不够用、不扎实，临床经验浅，还不能在中医方面有所作为，还想继续提升的话，可选择参加成人高考，读成人大专、本科，有条件就读脱产，无条件可读函授。区内医学高校有广西中医药大学、广西医科大学、桂林医学院、右江民族医学院等；区外医学高校较多，如广州中医药大学、云南中医药大学、贵州中医药大学、湖南中医药大学、成都中医药大学、江西中医药大学等。

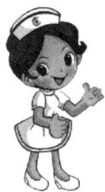

二、竞争的黄金法则——企业用人标准

随着现代社会不断进步和发展，人们越来越关注自身生存质量，对相关医疗卫生服务单位或企业要求越来越高，相应各医疗卫生服务行业对医务人员的医学能力、素质、学历、资质等要求也越来越高。

目前，医疗卫生服务行业各事（企）单位用人条件很高，大城市要求学历达研究生以上，中小城市要求本科以上，区（县）则要求大专以上；而按照中华人民共和国执业医师法规定，在医院从事临床医疗活动就必须具备临床执业医师或临床助理医师资格；在药店从事相关药事服务要有执业药师或驻店药师资格，而想要从事推拿、按摩、针灸、美容等职业，也要具备相应的资格才能就业。因此，学生毕业后还应及时参加各种资格培训、考试，取得更多的就业资格，提高自身竞争力，使自己具备更多就业途径，提高就业效果和就业质量。

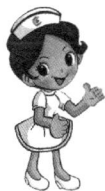

三、收获成功的喜悦——成功案例

案例

覃某，广西河池市人，就读于某卫生学校中医专业。毕业后进入乡镇卫生院工作，在卫生院工作的几年里他先后通过了中医助理医师、中医执业医师资格考试，取得执业资格，同时利用业余时间通过函授完成了中医学大专、本科的学历提升，使自己的医学知识有了进一步的提升。2010年，覃某在老家镇上开了一家专业的中医诊所，由于医术高超和诚恳的工作态度得到了大家的认可，口碑越来越好，他的名气也越来越大，很多患者慕名从外地赶来，他也成了村里的名医。

（白震）

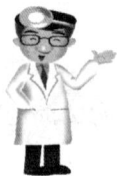

第七章

针灸推拿专业

第一节　认识专业

　　针灸是以中医理论为指导，经络腧穴理论为基础，运用针刺和艾灸等方法防治疾病的一门学科。它是中医学的重要组成部分，其内容包括经络腧穴、刺灸方法及临床治疗等部分。针灸具有治疗范围广、疗效显著、操作方便、经济安全、易推广等特点。数千年来，它不仅在我国医疗保健事业中起着巨大作用，而且对世界医学也有着深远影响。

　　针灸医学是我国历代劳动人民及医家在长期与疾病作斗争中创造和发展起来的，它的形成经历了一个漫长的历史过程。古代原始社会的人们，生活条件极其恶劣，常与猛兽搏斗，一旦患病，除祈祷鬼神外，往往本能地用手或用石片抚摩或捶击体表某一部位，使痛楚减轻、疾病好转，并取得意外效果，这便是针灸的起源。

　　在旧石器时代，先民就懂得使用石块打制的石器来治疗疾病。随着经验的积累、人类的进步，以石刺病的应用范围逐步扩大。到新石器时代，先民们已能根据不同用途而制造不同形状的石器，才有了特定形状的用于治疗疾病的砭石。其后逐渐发展出了骨针、竹针、陶针、金属针等，尤其是人类发明了炼金术后，金针、银针等金属针具的出现大大推动了刺法的发展。

　　灸法的发明是人们在用火过程中，认识到温热有治疗作用，继而从各种树枝施灸发展到艾灸。如《素问·异法方宜论》说："北方者，天地所闭藏之域也。其地高陵居，风寒冰冽，其民乐野处而乳食，脏寒生满病，其治宜灸焫。"说明灸法的发明与寒冷的生活环境有密切的联系。

　　随着刺灸术的发展进步，临床经验不断丰富，使针灸腧穴由最早的"以痛为腧"，进而逐步发现了许多可以治疗远隔部位病痛的腧穴，并加以定名、定位，逐步固定下来。在腧穴不断增加的基础上，根据腧穴的主治作用，结合刺灸的感应情况和古代的解剖学知识，古代医家又认识到在人体有一个经气运行的系统即经络系统。通过不断总结、实践，将腧穴、经络进行理论上的系统化，并结合当时盛行的阴阳五行学说而形成了经络学说。经络学说及其他中医理论的形成使针灸成为一个中医学中独立的完整的学科——针灸学。

　　针灸学术的发展与成就，在历代医著均有记载，《黄帝内经》是我国现存最早的内容丰富而又系统的医学巨著，较详细地记载了阴阳、五行、脏腑、经络、腧穴、病机、刺灸方法、治疗原则以及针灸的适应证和禁忌证等；秦汉时期，秦越人所著的《难经》，其中有关奇经八脉和元气的论述，补充了《黄帝内经》的不足；汉末张仲景所著的《伤寒论》，创立了"六经辨证"，并主张针药结合治病。

　　晋代皇甫谧所著《针灸甲乙经》，是我国第一部针灸学专书，这是继《黄帝内经》之后，对针灸医学的又一次总结。唐代是我国经济、文化繁荣时期，针灸学也有较大发展，唐朝设立"太医署"掌管医学教育，设针灸为一专门学科，为推广灸法起了积极作用；宋代王惟一的《铜人腧穴针灸图经》，考证了354个腧穴，是我国最早的针灸模型，开创了经穴模型直观教学的先河。元代滑伯仁认为奇经八脉中的督、任二脉各有专穴，可与十二经脉并论，于公元1341年写成《十四经发挥》。

明代是针灸学发展昌盛时期，针灸著作较多，如《神应经》《针灸大全》《针灸聚英》《针灸问对》《奇经八脉考》《针灸大成》等。清代针灸学逐渐走向衰退，清代后期，清政府以"针刺火灸，究非奉君所宜"的荒谬理由，禁止太医院用针灸治病。

推拿，是人类最古老的一门医术，又称按摩，古称按跷、案抚，是以中医理论为指导，运用推拿手法或借助于一定的推拿工具作用于患者体表的特定部位或穴位来治疗疾病的一种治疗方法，属于中医外治法范畴。推拿可能起源于人类的自我防护本能。原始社会人类在繁重而艰苦的劳动生产过程中，经常发生损伤和病痛，会不自觉地用手抚摸伤痛局部及其周围部位，通过这种抚摸使疼痛减轻后，有的人从体会中积累了经验，由自发的本能发展到自觉的医疗行为，再经过不断的总结、提高，形成古代推拿医术。

两千多年前，我国的医学著作就较完整地记载了推拿防治疾病的方法，据《汉书·艺文志》所载，当时有推拿专著《黄帝岐伯按摩十卷》。隋唐时期，推拿已发展为一门独立的学科，唐代推拿已成为骨伤病的普遍治疗方法，并渗透到内、外、儿诸科，开始传到日本，同时，国外推拿方法也流入我国。宋、金、元时期，虽然国家医学机构中没有设置推拿专科，但这个时期，推拿作为一种治疗方法，广泛地应用于临床各科，并在此基础上产生了丰富的诊疗理论，使推拿治疗作用的认识得到不断深化。

明代，是"按摩"之名开始有"推拿"之称，并形成小儿推拿的独特体系。清代，医学分科数度变动，大医院未设推拿专科。但推拿无论在临床实践中，还是在理论总结上仍得到了一定的发展。

1949年以前，推拿学科的发展特点是存在于民间、发展于民间。由于当时的卫生政策不重视中医，尤不重视操作型的医疗技术，所以，推拿只能以分散的形式在民间存在和发展。中华人民共和国成立以后，国家颁布了保护和发展中医的政策，使中医学获得了新生。

总之，在人类发展的历史进程中，无论针灸推拿在发展史上有过多少辉煌和挫折，我们相信，随着社会的发展进步，人们对自身健康越来越关注，针灸推拿神奇的治疗理念、显著的临床疗效越来越被现代人所接受、信赖和推广，特别是中华人民共和国成立以后，由于国家颁布了保护和发展中医的政策，使祖国传统医学获得新生，也带来了针灸推拿事业的复兴和繁荣。

第二节　丰富的学习生活

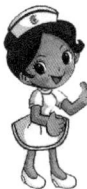

一、你我的共同约定——入学条件

应届、历届初中和高中毕业生。

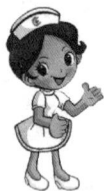

二、我们的美好期许——目标与学制

（一）培养目标

系统掌握针灸推拿理论知识与操作方法，熟练掌握经络、腧穴等基本知识和针灸治疗、推拿按摩的基本技能，具备扎实的中西医基本理论知识，熟练用针灸、推拿等技术诊治常见病和多发病，面向基层，能在乡镇卫生院、社区卫生服务中心、中医诊所及其他医疗保健机构从事针灸推拿、康复治疗、保健按摩等临床医疗和保健工作，德、智、体、美、劳全面发展，有良好职业素质和文化道德修养，有综合职业能力和创新精神，适应社会主义现代化建设的高素质实用型专门人才。

（二）学制

学制 3～4 年。

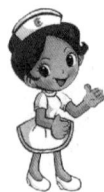

三、丰富的知识内容——知识模块

为使同学们全面综合发展，开阔知识视野，加强自身实力，提高就业竞争力，在课程安排上，除了重点专业课外，还注重公共课的开设。具体课程安排分四部分：公共基础课程、专业基础课程、专业核心课程、临床见习和实习。

（1）公共基础课程：职业生涯规划、职业道德与法律、哲学与人生、经济与政治基础知识、安全教育、体育与健康、语文、英语、数学、计算机应用基础等。

（2）专业基础课程：解剖学、生理学、生物化学、药理学、诊断学、内科学、外科学、中医基础理论、中医诊断、中药学、方剂学、中医内科学、中医儿科学、中医伤科学、康复医学基础、康复评定学、康复疗法学等。

（3）专业核心课程：经络与腧穴、针法灸法、针灸治疗学、推拿手法学、推拿治疗学、小儿推拿学等。

（4）临床见习和实习：针灸推拿所学知识多以技能为主，临床见习所占课时多，而实习则是学生在完成基础理论课及部分专业课的基础上，进行一个阶段的教学实习，使学生在临床实习中增强基本技能，巩固专业理论，强化专业知识，理论联系实际，培养学生独立进行临床医疗工作的能力，是理论与实践相结合的桥梁。实习时，学生应明确树立全心全意为病人服务的思想意识，加强各种疾病的辨识和"三基"训练。一般临床实习总时间为 8 个月左右，具体由各学校依据教学所需来定，可以分阶段进行。实习医院要求县（区）级以上综合医院或中医医院。

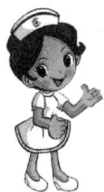

四、多样的工作体验——岗位描述

中等卫生职业学校针灸推拿专业毕业后常从事的岗位有中医执业（助理）医师、针灸科医师、推拿按摩师、保健刮痧师、康复治疗师等，但不少岗位要求参加全国性资格考试，获得相应资格后方能从事，如中医执业助理医师、中医师均需参加全国执业医师资格考试取得相应的医师资格；中药驻店药师、中药执业药师也需参加全国药师资格考试，具备相应执业资格后方能就业。而推拿按摩师、保健刮痧师等，需参加经政府劳动部门认可的职业培训机构培训后可考取中、高级职称资格，当然还有不少岗位是不需参加考试便可直接从事的，如各类康复、保健休闲、美容、美体、养生、足疗等的机构。

（1）保健按摩师，是指根据实际要求，运用以保健为目的的按摩技术，在人体体表特定部位施以一定力量的、有目的的、有规律的手法操作活动的从业人员。

（2）针灸科医师，是指以中医药理论为基础，运用针刺、艾灸等方法治疗疾患的专业人员，从事的工作主要包括运用望、闻、问、切等医学手段进行诊断，以体针、耳针、火针、电针、微波针等针刺或艾灸方法，配合用药对人体进行治疗及疾病预防、保健等。

（3）保健刮痧师，是指运用传统与现代刮痧理论和技术，通过专用器械和介质，对人体进行保健刮痧的从业人员。职业等级分三级：初级（国家职业资格五级）、中级（国家职业资格四级）、高级（国家职业资格三级）。

（4）康复治疗师，是指为患者进行物理治疗和作业治疗的从业人员。其职业等级分为初级、中级和高级三个级别，中专毕业可考初级。康复医学是一门新兴学科，世界卫生组织已将康复医学提升至与预防医学、治疗医学、保健医学并列的地位。

第三节　驶向成功的彼岸

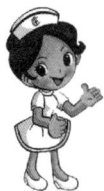

一、选择幸福的航线——学历提升与就业指导

（一）就业指导

学生毕业后，结合自身情况，可到各级中医医院、综合医院中医科、社区卫生服务中心的中医临床医疗、医疗保障、中医诊所、康复疗养院的中医、针灸、推拿、理疗、康复、美容、保健等科室工作，还可到各类康复中心、保健休闲中心、美容足疗机构、美容院、保健药品商店、健康研究中心等医学相关场所工作，当然还可自主创业，如根据自身条件开中医诊所、保健中心、推拿按摩馆、中医药店等，利用所学

针灸推拿知识为广大群众服务，推进针灸推拿事业健康发展。

（二）学历提升

如觉得所学知识不够用、不扎实，临床经验浅，还不能有所作为，想继续提升，可参加成人高考，读成人大专、本科，有条件就读脱产，无条件可读函授。区内医学高校有广西中医药大学、广西医科大学、桂林医学院、右江民族医学院等；区外医学高校较多，如广州中医药大学、云南中医药大学、贵州中医药大学、湖南中医药大学、成都中医药大学、江西中医药大学等。

（三）职业提升路线

针灸推拿专门化相关职业种类繁多，且各职业提升路线不一样，本书由于篇幅所限，不能全部列出，这里只列举几个常见职业提升路线，供同学参考。

（1）临床医士，中专毕业1年可参加国家执业医师资格考试，考取执业助理医师资格；取得执业助理医师执业证书后，在医疗、预防、保健机构中工作满5年可考取执业医师资格。

（2）保健按摩师，经正规初级保健按摩师技能培训并取得毕（结）业证书，或从事、见习从事保健按摩工作1年以上便可报考初级（五级）；取得初级职业资格证书，且连续从事保健按摩工作2年以上，并经正规中级保健按摩师技能培训取得毕（结）业证书，或从事、见习保健按摩工作3年以上，或取得医学院校按摩专业毕业证书便可报考中级（四级）；取得中级保健按摩师职业资格证书，连续从事保健按摩工作2年以上，并经正规高级按摩师技能培训取得毕（结）业证书，或取得按摩医师职称者，便可报考高级（三级）；取得高级保健按摩师职业资格证书，连续从事保健按摩工作2年以上，并经正规保健按摩技师技能培训取得毕（结）业证书，或取得按摩专业医疗主治医师（中级）职称便可报考技师（二级）。

（3）保健刮痧师，经正规培训并取得结业证书或在本职业连续见习工作2年以上便可报考初级；取得初级职业资格证书后，连续从事本职业工作3年以上，经中级正规培训并取得结业证书，或取得初级职业资格证书后连续从事本职业工作5年以上，或连续从事本职业工作7年以上，或获得中等以上职业学校本职业（专业）毕业证书便可报考中级；取得中级职业资格证书后，连续从事本职工作4年以上，经高级正规培训机构培训并取得结业证书，或取得本职业中级职业资格证书后，连续从事本职业工作7年以上，便可报考高级。

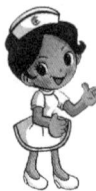

二、竞争的黄金法则——企业用人标准

随着现代社会不断进步和发展，人们越来越关注自身生存质量，对相关医疗卫生服务单位或企业要求越来越高，相应各医疗卫生服务行业对医务人员的医学能力、素质、学历、资质等要求也越来越高。

目前，我国要求在医院从事临床医疗活动就必须具备临床执业医师或临床助理医师资格；在药店从事相关药事服务要有执业药师或驻店药师资格，而想要从事推拿、按摩、针灸、美容等职业，也要具备相应的资格。因此，学生在校期间可参加由学校或国家认定的培训机构组织的各种职业资格培训，考取相关资格证如中级推拿按摩师、保健按摩师、美容师等，以提升就业竞争力；毕业后还应继续参加各种职业资培训、考试，取得更多就业资格，使自己具备更多就业途径，提高就业效果和就业质量。

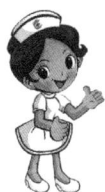

三、收获成功的喜悦——成功案例

案例

张某，广西河池市人，就读某卫生学校针灸推拿专业。在校期间学习成绩名列前茅。实习还没有结束，张某就被市里一家推拿按摩中心请去当按摩师了。由于手法好、态度好，为人和蔼有耐心，顾客都点着名叫他服务，因此，他开始在按摩界小有名气。两年后，张某自己开了一家推拿保健中心，自己既当老板，又当员工，由于口碑好，他的生意特好，规模不断扩大。　　　　　（白震）

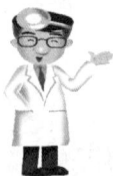

第八章
农村医学专业

第一节　认识专业

乡村医生是具有中国特色、植根广大农村的卫生工作者，长期以来在维护广大农村居民健康方面发挥着难以替代的作用。

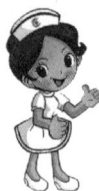

一、专业的现状

加强和完善农村卫生服务体系建设，是建设社会主义新农村的重要内容，是全面实现小康社会目标、构建和谐社会的迫切要求。改善农村卫生服务条件，提高农村卫生服务能力，与同步推进新型农村合作医疗制度相结合，对于预防控制农村地区重大疾病，提高农民健康水平，防止农民"因病致贫，因病返贫"，具有重大意义。为了适应农村居民日益变化的卫生需求，近年来我国开展了社区定向医学教育、为农村基层培养实用型全科医学人才教育、农村医学专科教育、农村继续医学教育和乡村医生培训，取得了一定效果，但仍然远远不能满足农村卫生需求。2009年卫生部颁布的新医改方案为解决农村基层卫生人才匮乏的问题指明了方向。"十二五"规划也再次强调必须重视农村卫生人才培养、提高卫生技术水平、引导卫生人才到基层服务，以充实和稳定农村卫生队伍。但随着社会经济发展和医疗卫生体制改革的不断完善，新型合作医疗制度的推行，乡镇卫生人才队伍建设仍然面临众多问题，乡镇卫生院急需加强卫生人才队伍建设。医疗卫生人员中最紧缺的是农村医学人才，农村医学人才青黄不接甚至出现断层，严重制约着农村卫生事业的发展。急需一大批农村医学人才进驻乡村卫生院、农村社区医疗服务中心，稳固卫生人才队伍。为此，教育部职成司在2010年修订《中等职业学校专业目录》增设农村医学专业，以缓解农村地区卫生技术人员的不足。

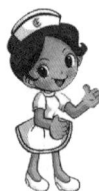

二、专业发展前景

农村医学教育贯穿于乡村医生整个职业生涯，是乡村医生强化专业素质和提高卫生服务能力的必经途径，也是国家为加强乡村医生队伍建设而提出的一项长期任务。与其他教育一样，包括医学学历教育、毕业后医学教育、继续医学教育和其他卫生人才培训。农村医学专业学历教育的基本任务是培养与我国社会主义现代化建设要求相适应，德、智、体、美、劳方面全面发展，具有综合职业能力，从事基层医疗、卫生保健和防疫工作的高素质初级卫生技术人员。毕业后能在乡村医疗机构从事对常见病的防治、卫生保健、防疫及健康教育与咨询等工作。

根据《中共中央 国务院关于进一步加强农村卫生工作的决定》《中共中央 国务院关于推进社会主义新农村建设的若干意见》精神和国务院的部署，在总结我国农村卫生服务体系建设和发展经验的基础上，我区正在构建农村三级医疗保健网络，农村地区卫生技术人员不足问题日益突出。随着乡镇经济发展迅猛，社会对农村医疗人才将会出现新的需求，加上"新农合"制度实施，各卫生院的业务快速增长，病人迅速增多，其对农村医学人才的实际需求量更大，急需一大批农村医学人才进驻乡村卫生院、农村社区医疗服务中心，需要卫生学校输送更多的农村医学人才，解决乡镇卫生人才队伍严重不足的问题。以农村医学为主的乡村医生具有广大的就业前景，为农村医学专业发展留下了较大的空间，农村医学人才将成为促进乡镇卫生院发展的中坚力量。

第二节　丰富的学习生活

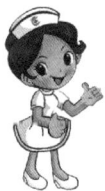

一、你我的共同约定——入学条件

（1）广西户籍，主要面向农村老少边山穷地区；

（2）应届、历届初中和高中毕业生；

（3）初中毕业起点新生入学年龄限 19 周岁以下，高中毕（结）业起点新生入学年龄限 22 周岁以下。尚未取得中专及以上学历的农村在职卫生技术人员入学年龄适当放宽；对录取农村在职卫生技术人员中，超过上述入学年龄限定的，须提交当地县或乡镇医疗卫生部门确认其为农村在职卫生技术人员的书面证明，招生学校应为此类人员另制表格（一式四份），在办理新生录取备案时向自治区卫生健康委员会、教育厅申报，以接受国家资助等资格的审核。表格内容包括：学校名称（盖章）、学生姓名、性别、出生年月日、身份证号、学历、家庭地址、现所在工作单位等；

（4）身体条件应符合在医疗卫生行业工作的要求。

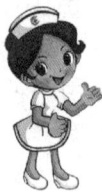

二、我们的美好期许——目标与学制

（一）培养目标

主要面向边远贫困地区的乡镇卫生院、农村卫生所医疗卫生保健行业，培养拥护党的基本路线，德、智、体、美、劳全面发展，身心健康，具有与本专业相适应的文化水平和良好的职业道德，掌握农村医学专业的基础知识和基本技能，能够从事医疗、保健康复、健康教育等工作，具有职业生涯发展基础的技能型、服务型的高素质劳动者。应具有以下专业知识、职业技能与服务态度：

（1）掌握本专业必需的人文社会科学、基础医学、临床医学和预防保健知识；

（2）掌握内科学、外科学、妇产科学、儿科学、五官科学等主干课程的基本理论，具有从事医疗、康复、保健的基本能力；

（3）具有卫生保健工作岗位所必需的规范的熟练的基本操作技能；

（4）具有对急、危、重病人的初步应急处理能力和抢救的能力；

（5）具有初步的病房管理能力；

（6）具有良好的职业道德、伦理意识、法律意识和医疗安全意识；

（7）具有良好的医疗服务文化品质、人际沟通与团队合作的能力；

（8）能进行基本的计算机操作，具有一定的英语应用能力；

（9）具有初步获取专业领域新知识、新技术和新方法的能力。

（二）学制

学制 3 年（包括在教学、综合医院完成 8 个月以上临床实习）。

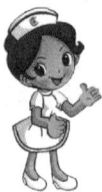

三、丰富的知识内容——知识模块

农村医学专业在校期间学习的知识模块分公共基础课程、专业基础课程、专业核心课程、必修课程、实习等。专业的知识结构、能力结构及要求、对应的课程详见下表。相关的医学基础及诊疗、预防保健的实训在校内实训基地进行，毕业实习 40 周，一般应安排在教学医院、综合性医院、卫生院、卫生所（站）等医疗机构进行综合实习。

农村医学专业知识结构、能力结构及要求

能力模块	各模块应具有的专业能力	各能力模块开设的主要课程及实训
基本素质和能力	①具有良好的职业道德和法律意识；②掌握体育的基本知识及具备良好的身体素质；③具有一定的语、数、英知识，能运用语、数、英知识解决实际问题；④具有 Windows 操作系统的基本应用能力，汉字信息处理及文字编辑能力	经济、政治、法律、哲学基础知识，职业道德教育及安全教育，语文、数学、英语、体育、计算机应用基础
一般职业能力	①本专业必需的基础医学及人文社会科学知识；②了解农村医学专业工作岗位特点，熟悉各种工作制度和行为规范；③撰写医疗文书的能力	正常人体学、病原生物与免疫学基础、病理学基础、临床医学概要、中医学基础
核心职业能力	①从事医疗、康复、保健工作的能力；②规范、熟练的基础医疗基本操作技能力；③内、外、妇、儿等专科基础诊疗能力	药物学基础、内科学、外科学、妇产科学、儿科学、五官科学、传染病学
综合职业能力	①具有良好的心理素质、沟通能力、卫生保健能力和用药安全意识；②获取专业领域新知识、新技术、新方法的能力	卫生法律法规、营养与膳食、人际沟通、伦理学、心理学基础、毕业实习

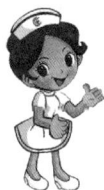

四、多样的工作体验——岗位描述

毕业主要就业岗位群为广西壮族自治区内的乡镇卫生院、农村诊所，要求具有的职业资格是执业助理医师（乡村）、乡村医生。其主要职责是：

（1）提供基本医疗服务。使用适宜药物、适宜技术和中医药民族医药诊疗技术为农村居民提供常见病、多发病的一般诊治，负责值班、出诊、巡诊等工作；指导残疾人康复；将超出诊治能力的患者及时转诊到乡镇卫生院或县级以上医疗机构。

（2）提供基本公共卫生服务。在专业公共卫生机构和乡镇卫生院的指导下，按照服务标准和规范开展基本公共卫生服务；鼓励开展中医药、民族医药养生保健服务；协助专业公共卫生机构落实重大公共卫生服务项目，按规定及时报告传染病疫情和中毒事件，处置突发公共卫生事件等。村级基本公共卫生服务项目工作方案由自治区卫生健康委员会另行制定。

（3）开展爱国卫生及健康宣教。开展健康教育，宣传卫生防病知识，促进农民养成良好的卫生习惯和健康的生活方式，提高群众自我保健的意识和能力；鼓励开展中医药、民族医药文化科普活动；宣传卫生工作方针、政策和法规，协助村委会制订和实施初级卫生保健计划；协助村委会开展爱国卫生运动和"卫生村"的建设。

（4）履行卫生行政部门委托的职责。协助有关部门开展食品卫生、公共场所卫生、饮用水卫生、劳动卫生和学校卫生等工作；协助"新农合"工作的开展，政策宣传，参合费用收缴等；负责收集、统计、填报有关统计报表。

第三节　驶向成功的彼岸

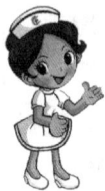

一、选择幸福的航线——学历提升与就业指导

中等职业学校学生学习生活非常丰富多彩，只要认真学习，完成相关教学计划，各科成绩合格，并完成相应的实习内容，经实习医院考核合格，就能顺利毕业，取得由自治区教育厅颁发的中等卫生职业学校毕业证。

（一）学历提升

中职学生学历提升的方式可通过"中职＋大专"的学习方案进行解决，即学生在就读中职的同时，可选择参加成人高考，套读成人大专，大专的课程穿插安排在中职学习过程中完成。这样，既不影响中职学习，又可以学习大专课程。中职毕业时，同时拿到国家承认学历的大专毕业证书。取得大专毕业证书后，可继续参加成人高考报读本科。区内医学高校有广西医科大学、广西中医药大学、右江民族医学院、桂林医学院等。

（二）执业资格考试及执业注册要求

农村医学专业学生毕业后可参加全国执业助理医师资格考试，考取执业助理医师（乡村）资格后，可从事乡村医生工作。

延伸阅读：

卫生部办公厅关于中等职业学校农村医学专业毕业生
参加医师资格考试和执业注册有关问题的通知

卫办医政发〔2010〕115 号

各省、自治区、直辖市卫生厅局，新疆生产建设兵团卫生局：

为解决农村地区卫生技术人员不足的问题，我部商教育部在《中等职业学校专业目录（2010 年修订）》中增加了为村卫生室及边远贫困地区乡镇卫生院培养执业助理医师（乡村）的农村医学专业。为做好该专业毕业生医师资格考试和执业注册管理，现将有关要求通知如下：

一、同时符合下列条件的农村医学专业毕业生允许报名参加执业助理医师资格考试：

（一）按照省级教育行政部门和卫生行政部门批准的招生计划入学的；

（二）户籍和毕业学校在同一省、自治区、直辖市的。

二、鉴于新修订的《中等职业学校专业目录》已取消卫生保健专业，自2010年起（含当年）违反规定招收的卫生保健专业学生不得报名参加执业助理医师资格考试。

三、农村医学专业毕业生考取执业助理医师资格后，只能到村卫生室和边远贫困地区乡镇卫生院执业。申请到其他医疗机构执业的，卫生行政部门不予受理。

四、设置农村医学专业的中等职业学校所在地的省级卫生行政部门应当制订本辖区内边远贫困地区乡镇卫生院的名单，并于2010年12月31日前报我部备案。我部将应用医师执业注册管理信息系统对农村医学专业毕业生的执业地点进行管理。各地应当统筹规划，根据当地基层卫生人才培养需求，加强对农村医学专业的管理工作。

五、设置农村医学专业的中等职业学校在招生时，应当明确向报考学生告知该专业的培养目标和执业的医疗机构范围。

二○一○年七月九日

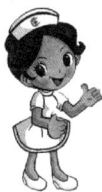

二、竞争的黄金法则——企业用人标准

（1）具有医疗安全、医患交流、团队合作的执业意识及认真负责的执业态度。

（2）具有医务人员的职业道德与健康心理，按照医疗卫生相关的伦理与法律法规，完成临床诊疗、预防保健、康复指导和健康教育的执业任务。

（3）掌握现代医学知识与技能，能够辨识常见临床表现，对常见病、多发病做出医学诊断，制订诊疗方案，进行基本的处理；能够正确判断危重、疑难或复杂的病情，做到及时转诊。

（4）具有医护基本技术，能进行基本诊疗操作；能使用、管理常用器械、仪器、设备，安排与管理安全、适合的医疗与康复环境。

（5）掌握常用药物及用药原则，能进行正确用药治疗，并管理药品。

（6）能与患者及家属进行沟通，开展健康教育；能与相关医务人员进行专业交流。

（7）能开展农村社区的健康教育、健康检查、慢性病管理、疾病预防等卫生工作，帮助和指导患者进行康复锻炼。

（8）能抢救急危重症病人；配合疾控部门处理突发公共卫生事件。

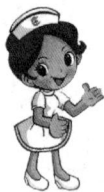

三、收获成功的喜悦——成功案例

案例

最美瑶族村医——广西大瑶山共产党员、乡村医生蓝云

蓝云生前系广西河池市大化瑶族自治区县板升乡弄丛村一名普通的村医。在桂西北的巍巍群山间，蓝云扎根基层十余年，视乡亲为亲人、把病人当家人，时刻为患者着想，不管白天黑夜、刮风下雨，翻山越岭，走村串户，千方百计为患者解除病痛，想方设法为群众减免医疗费用，以精湛的医术和高尚的医德，赢得了乡亲们的尊敬和爱戴，被称为"生命的守护神"。

2000年9月，他到都安卫校脱产学习医学，良好的医学功底，加上勤学苦练，使他精通所学的功课。2003年7月，他以优异的成绩走出卫校大门。蓝云勤奋学习，积极探索各类疾病的治疗方案，并很快成为一名医术高明的医生。在大瑶山深处，提起蓝云，没有人不知道，没有人不竖起拇指。弄丛村23个屯，弄丛村周边的弄郎等村及临近都安县弄福乡弄母、弄平、戈西、左家、弄衡等村的群众都纷纷上门求医。

蓝云淳朴厚道，关爱他人，耐心、细心救治每一个病人。他说："敬重生命，爱心护理，让病人康复快乐，是每一个医生的天职。"蓝云用平凡而光荣的一生诠释了共产党员的真本色。　　　　（韦锦秀）

药学类专业

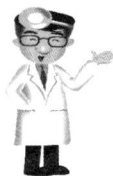

第 九 章
药剂专业（市场营销专门化）

第一节　认识专业

　　医药行业被认为是 21 世纪最具前景的朝阳产业，也是我国国民经济的主要支柱产业，而医药营销是医药产业最重要的环节。近年来，随着医疗体制改革全面推进、药品分类管理制度的实施、城镇化水平的提高、人口净增长和人口老龄化以及求医问药方式的变化等，医药产业将持续快速增长，医药市场规模将逐步增大，医药行业发展前景广阔。《全国药品流通行业发展规划（2016－2020 年）》提出："培育形成一批网络覆盖全国、集约化和信息化程度较高的大型药品流通企业。药品批发百强企业年销售额占药品批发市场总额 90％以上；药品零售百强企业年销售额占药品零售市场总额 40％以上；药品零售连锁率达 50％以上。"全国零售药店数量持续增长，从 2011 年的 42.4 万家增加到 2015 年的 44.8 万家，增幅为 5.7％。有研究机构估计，中国有可能成为世界上最大的医药市场。当前，世界著名的制药公司纷纷进入中国，并增大在中国人力、物力和财力的投入，试图抢滩中国市场。随着医药行业快速发展以及国家医药行业准入制度的不断完善、规范，急需一大批经过职业技能训练的医药营销专业技术人才。目前我国医药营销人才需求量一直保持旺盛的态势。广西 2000 多所医院、数千家药房、药业集团及珠江三角洲、长江三角洲等经济发达地区各医药机构、药业集团等，均需要大量具有药学基础知识和技能的从事药品经营的专门人才。广西各中等卫生职业学校每年培养的药剂专业毕业生还远远不能满足医药产业对现代医药营销人才的急迫需求，并且在相当长的一段时间内还有巨大的社会需求量。

第二节　丰富的学习生活

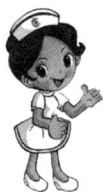

一、你我的共同约定——入学条件

　　应届、历届初中和高中毕业生。

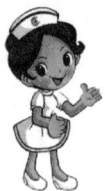

二、我们的美好期许——目标与学制

（一）培养目标

以药品营销工作岗位需求为标准，培养德、智、体、美、劳全面发展，身心健康，具有与本专业相适应的文化水平和良好的职业道德、人际交往与沟通能力，掌握一定的医学、药学和相关法律、市场营销的基础知识和基本技能，能顺利通过国家职业技能鉴定考试，在各类医药企业或相关行业从事医药销售、营销策划、营销管理、药品应用和药学服务等工作，具有职业生涯发展基础的技能型、服务型的高素质劳动者。

（二）学制

学制 3 年，其中校内学习时间为 2 年，毕业实习时间为 8 个月以上。

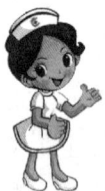

三、丰富的知识内容——知识模块

本专业课程设置由 5 个模块组成：公共基础课程、专业基础课程、专业核心课程、选修课程、毕业实习。

序号	课程模块	课程设置
1	公共基础课程	职业生涯规划、职业道德与法律、经济政治与社会、哲学与人生、体育与健康、语文、数学、英语、计算机应用基础等
2	专业基础课程	无机与分析化学、有机化学、解剖生理学、天然药物学、天然药物化学、生物化学、病原生物与免疫学等
3	专业核心课程	中医药学、药物化学、药剂学、药物分析、临床医学概要、药理学与药物治疗学、药事管理、药品市场营销学、医药商品学、药品营销综合技能训练等
4	选修课程	人际沟通、社交礼仪、谈判与推销技巧、就业与创业、卫生法规、药品营销心理学、营养与膳食、卫生保健、中成药常识、药剂士职称考试应试指南等
5	毕业实习	药品经营企业（带薪顶岗实习）、医院药剂科

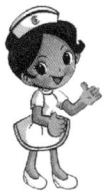

四、多样的工作体验——岗位描述

（1）药店营业员：接待顾客的咨询，正确介绍药品的性能、用途、用量、禁忌、注意事项等，了解顾客的需求并达成销售；负责做好货品销售记录、盘点、账目核对等工作，按规定完成各项销售统计工作；完成商品的来货验收、上架陈列摆放、补货、退货、防损等日常营业工作；做好所负责区域药品的养护工作。

（2）药品养护员：负责在库药品的养护和质量检查工作，确保药品在库储存质量；定期汇总、分析和上报养护检查、近效期或长时间储存的药品等质量信息，建立药品养护档案；负责药品养护仪器设备、温湿度检测监控仪器、计量仪器设备等的维护与检查等工作。

（3）仓库保管员：在药库负责人领导下，负责药品入库验收、储存、养护、发放、登记等工作；做到及时准确了解货物的库存状态，及时配送，保证货品及时送到门店连锁药店；负责早盘查、晚清账，组织和参与定期盘点；定期对库存药品、器材质量进行检查，保证发出的药品、器材质量合格。

（4）药品质量验收员：在门店店长领导下，依据法定产品标准、购货合同规定的质量条款及药店相关规定对购入药品及医疗器械逐批进行检查验收。对验收合格的药品及医疗器械填写验收记录，并移入合格品库区；对验收不符合要求的药品及医疗器械填写拒收通知单，并做好退货的管理工作。

（5）驻店药师：主要负责零售药店的处方审核及处方调配；顾客用药咨询解答，指导顾客选购药品和提供安全用药指导或提出治疗建议；负责门店药品养护管理等工作。

（6）药店收银员：负责门店前台收缴款，并负责票据信息的录入和门店销售核算，保证数据处理正确并传输至门店后台。

（7）医院药房配药员：配药员在窗口收到患者处方后，首先要审查处方的药品名称、规格的书写是否正确，用药剂量、用法是否合理，给药途径是否恰当，是否有配伍禁忌，是否需要皮肤敏感性试验等，核实无误后再行调配。药师核查药品无误后，按处方呼唤患者姓名，注意其性别、年龄相符后，方可发放，并向患者说明用法和注意事项。此外，还需不定期检查药品，防止积压和变质（沉淀、变色、发霉、过期等），如发现问题，应及时向领导汇报。

第三节 驶向成功的彼岸

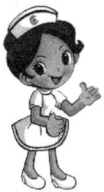

一、选择幸福的航线——学历提升与就业指导

（一）学历提升

中职学生学历提高的方式可通过"中职＋大专"的学习方案进行解决，即学生在就读中职的同时，套

读成人大专，大专的课程穿插安排在中职学习过程中完成。这样，既不影响中职学习，又可以学习大专课程。中职毕业时，同时拿到国家承认学历的大专毕业证书。取得大专毕业证书后，可继续参加成人高考报读本科。

（二）就业指导

中职药剂专业（药品营销方向）毕业生主要在医药企业从事医药营销、营销策划和营销管理工作，也可以在医药商品经营企业或卫生部门从事药品调剂、质检、储存、养护等工作。

（三）考证与晋升

1. 卫生专业技术资格证（初级药士、初级药师、主管药师）

（1）考试时间：全国卫生专业技术资格考试原则上每年进行一次，考试时间一般在每年的 4～6 月份。

（2）考试范围：药学专业技术资格考试科目分为"基础知识""相关专业知识""专业知识""专业实践能力"4 个科目。各个科目所涉及的考试内容如下：

初级药士：①基础知识：生理学、生物化学、微生物学、天然药物化学、药物化学、药物分析；②相关专业知识：药剂学、药事管理；③专业知识：药理学；④专业实践能力：医院药学综合知识与技能。

初级药师、主管药师：①基础知识：生理学、病理生理学、生物化学、微生物学、天然药物化学、药物化学、药物分析；②相关专业知识：药剂学、药事管理；③专业知识：药理学；④专业实践能力：医院药学综合知识与技能。

（3）报考条件

参加初级药士技术资格考试：取得药学专业中专或专科学历，从事本专业技术工作满 1 年。

参加初级药师技术资格考试：①取得药学专业中专学历，受聘担任药士职务满 5 年；②取得药学专业专科学历，从事本专业技术工作满 3 年；③取得药学专业本科学历或硕士学位，从事本专业技术工作满 1 年。

参加主管药师技术资格考试：①取得药学专业中专学历，受聘担任药师职务满 7 年；②取得药学专业专科学历，受聘担任药师职务满 6 年；③取得药学专业本科学历，受聘担任药师职务满 4 年。

2. 执业药师资格证

参加执业药师职业资格考试的人员，应在连续四个考试年度内通过全部科目的考试。

（1）报考条件

①取得药学类、中药学类专业大专学历，在药学或中药学岗位工作满 5 年；②取得药学类、中药学类专业大学本科学历或学士学位，在药学或中药学岗位工作满 3 年；③取得药学类、中药学类专业第二学士学位、研究生班毕业或硕士学位，在药学或中药学岗位工作满 1 年；④取得药学类、中药学类专业博士学位；⑤取得药学类、中药学类相关专业相应学历或学位的人员，在药学或中药学岗位工作的年限相应增加 1 年。

（2）选报专业：执业药师资格考试分药学、中药学 2 个专业，考生可根据所学或所从事的专业选报其中一个。

（3）考试时间：执业药师资格考试原则上每年举行一次，考试时间一般在每年的 10 月份。

（4）考试科目：分药学、中药学 2 个专业类别，共设置 4 个考试科目，即"药学（中药学）专业知识

（一）""药学（中药学）专业知识（二）""药事管理与法规""药学（中药学）综合知识与技能"。

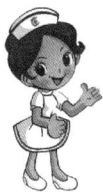

二、竞争的黄金法则——企业用人标准

现代企业竞争日益激烈，而人才选拔更是所有企业所必须面临的一个重要工作。我国未来医药市场对营销人才的需求数量大、结构呈多样化，复合型的医药营销人才越来越受到用人单位青睐。药品营销工作岗位群对职业能力要求主要有以下方面。

1. 知识结构

（1）掌握本专业必需的药学、医学及人文社会科学知识。

（2）掌握药剂学、药物分析、药理学、药事管理、药品市场营销学等主干课程的基本知识。

（3）掌握营销职业道德和公关礼仪的基本知识。

（4）掌握医药营销的整体销售流程的专业知识，掌握药品流通企业的采购、销售、质量检验、仓储管理等岗位的专业知识和技能。

（5）掌握医药营销策略与营销技巧的专业知识。

2. 能力结构

（1）具备在医药公司或连锁药房销售与管理药品的能力。

（2）具备在医药经营企业完成医药销售及服务流程的基本能力。

（3）具备在医药及相关企业从事市场调查、消费者行为分析与产品定位等营销工作和技巧的基本能力。

（4）具备在药品营销部门开展用药咨询、进行合理用药指导的能力，能够在执业药师的指导下开展药学服务工作。

（5）具备分析和解决医药售前、售中、售后服务中出现的实际问题的能力。

（6）具有熟练的计算机基本操作能力和一定的英语应用能力。

3. 素质结构

（1）具有良好的社会公德、职业道德、伦理意识、行为规范。

（2）具有质量意识、管理意识、医疗安全意识。能够自觉学法、懂法、守法，用法律维护企业的合法权益。

（3）具有强烈的责任感和爱岗敬业精神，认同企业文化，对企业忠诚度高，时刻维护企业的利益，积极塑造企业优良形象。

（4）具有良好的药学服务文化品质、心理调节能力、社会适应能力、人际沟通与团队合作的能力。

（5）具有获取、处理、应用信息的能力。具有获取专业领域新理念、新知识、新技术和新方法的终身学习能力。

（6）具有适应社会经济发展的创新精神、创业能力。

（7）具有健康的身体、心理素质。

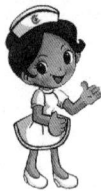

三、收获成功的喜悦——成功案例

案例 1

杨某，广西贵港人，2007 年就读某卫生学校药剂专业，之后于广东某连锁药店有限公司广西分公司贵港分店任职店长。该生从 2009 年 6 月进入广东某连锁药业顶岗实习，由于实习期间表现出色，实习结束后留在企业从事药品营销工作。为了让自己能快速成长，他主动要求到该连锁药店广西区内多个城市轮换工作点。杨某在工作中不计个人得失，勤劳踏实，积极进取，责任心强，经过不懈的努力，2013 年终于成长为该连锁药店最年轻的大店店长。

案例 2

李某，广西玉林人，2006 年就读某卫生学校药剂专业，在校期间参加成人高考报读广西医科大学药学专科，中专毕业后应聘到广西某医药企业从事医药营销工作。李某边工作边学习，成人大专毕业后又报读广西医科大学药学本科，并且通过了本科学位英语考试，获得了药学学士学位。该生 2010 年通过考试取得了初级药士技术资格，2013 年又通过初级药师资格考试，现就职于广西某疾病预防控制中心。

案例 3

梁某，广西玉林人，2008 年就读某卫生学校药剂专业，2010 年 6 月进入某连锁药店带薪顶岗实习，实习结束后放弃留在连锁药店工作的机会，而是选择了自主创业，在玉林市城区创办了一家保健康复理疗公司，带领十几名员工艰苦创业。经过两年多的发展，目前公司已初具规模，在玉林市城区小有名气，年收益近百万元。　　　　（覃隶莲）

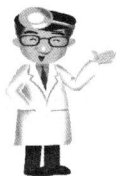

第十章

药剂专业（制药工艺专门化）

第一节　认识专业

医药工业是关系国计民生的重要产业，是培育发展战略性新兴产业的重点领域，主要包括化学药、中药、生物技术药物、医疗器械、药用辅料和包装材料、制药设备等。随着国民经济快速增长，人民生活水平逐步提高，国家加大医疗保障和医药创新投入，医药工业继续保持良好发展态势。由于人口增长，老龄化进程加快，医保体系不断健全，居民支付能力增强，人民群众日益提升的健康需求逐步得到释放，我国已成为全球药品消费增速最快的地区之一。当今，尤其是生活水平提高以后，人们对保健品的需求在增大，制药业发展迅速，企业对药学人才非常青睐。

药剂专业（制药工艺专门化）培养的是具备药学、药剂学和制药工艺学等方面的基本理论知识和基本实验技能，能在药物制剂和制剂技术相关的领域从事工艺设计、生产技术改进和质量控制等方面工作的药学人才。

第二节　丰富的学习生活

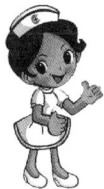

一、你我的共同约定——入学条件

应届、历届初中和高中毕业生。

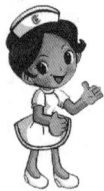

二、我们的美好期许——目标与学制

（一）培养目标

本专业主要面向医药卫生等部门，培养从事药品生产、经营等工作，与我国社会主义现代化建设要求相适应，德、智、体、美、劳等全面发展，具有综合职业能力的高素质劳动者和中初级药剂专门人才。

（二）学制

学制 3 年，其中在校理论学习 2 年，校外教学综合实训 9～10 个月。

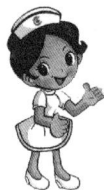

三、丰富的知识内容——知识模块

本专业课程设置由 5 个模块组成：公共基础课程、专业核心课程、专业限选课程、专业任选课程、教学综合实训。

序号	课程模块	课程设置
1	公共基础课程	职业生涯规划、职业道德与法律、经济政治与社会、哲学与人生、语文、英语、数学、计算机应用基础、体育、无机化学、有机化学等
2	专业核心课程	解剖生理学、中医基础学、生物化学、病原生物与免疫学、天然药物化学、临床医学概要、药物化学、天然药物基础、药理学与药物治疗学、药事管理、药物分析化学、药剂学基础、中药学等
3	专业限选课程	电工学基础、常用制剂设备、工业微生物等
4	专业任选课程	人际沟通、拉丁文等
5	教学综合实训	专业实践共计 38～40 周（1520～1600 学时），在药品生产企业实习

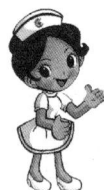

四、多样的工作体验——岗位描述

（1）QA（Quality Assurance）人员：QA 人员的主要任务就是监督药品从原料进厂到成品出厂全过程的质量。

（2）QC（Quality Control）人员：QC人员工作就是对药品原料和成品的所含主要成分进行检测，主要是给出原料和成品的检测数据。

（3）生产操作员：负责制药设备的日常使用与保养；负责按照岗位操作规程、操作方法及工艺要求进行生产等。

（4）医药销售代表：负责相关药品推广工作。有的负责药品在医院的销售，客户为医生；有的负责药品在药店的销售，客户为经销商。

（5）药店营业员：负责接待顾客的咨询，了解顾客的需求，正确介绍药品的性能、用途、用量、禁忌、注意事项等，并达成销售；完成商品的来货验收、上架陈列摆放、补货、退货、防损等日常营业工作；做好所负责区域药品的养护工作等。

（6）驻店药师：主要负责零售药店的处方审核及处方调配；顾客用药咨询解答，指导顾客选购药品和提供安全用药指导或提出治疗建议；负责门店药品养护管理工作等。

（7）药房配药员：负责处方划价，严格掌握药品价格，划价准确无误；负责拟订药品采购计划；不定期检查药品，防止积压和变质（沉淀、变色、发霉、过期等），如发现问题，及时向单位领导汇报，不私自发放过期药品；遵照医嘱发放药品等。

第三节　驶向成功的彼岸

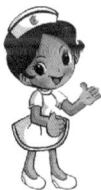

一、选择幸福的航线——学历提升与就业指导

（一）学历提升

中专 —— 函授：成人高考 —— 大专 —— 函授：成人高考 —— 本科

全日制：自学考试、五年一贯制、对口专业考试

全日制：自学考试、"报送"形式

全日制：对口本科升学考试

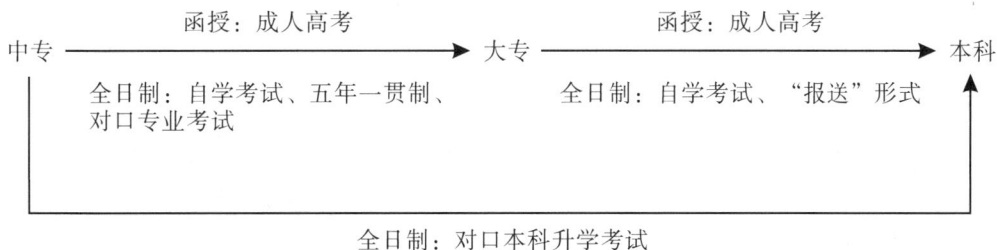

中职学生可通过函授和全日制两种形式完成学历的提高，其中函授形式为参加成人高考，以"中职＋大专"的学习方案进行解决，即学生在就读中职的同时，套读成人大专，大专的课程穿插安排在中职学习过程中完成。全日制形式主要有自学考试、对口专业考试、五年一贯制等。2012年，全区正式开展中职升本科的试点工作，这也意味着从中职直接升本科的立交桥正式开始搭建，为广大中职生的继续深造提供了一个良好的契机。

（二）就业指导

中职中专教育作为一个独特的教育层次，目前毕业生主要就业于药厂、社会药房、医院，少数毕业生就业于医药贸易、营销、经营、检验和医药信息管理等。

（三）考证与晋升

1. 卫生专业技术资格证

凡符合原卫生部、人事部印发的《临床医学专业技术资格考试暂行规定》（卫人发〔2000〕462 号）和《预防医学、全科医学、药学、护理、其他卫生技术等专业技术资格考试暂行规定》（卫人发〔2001〕164 号）中报名条件的人员，均可报名参加每年 5～6 月举行的相应级别的考试。考试成绩合格者，由人事局颁发专业技术资格证书。该证书在全国范围内有效。

报名参加初级药士、初级药师、主管药师资格考试的人员，要遵守中华人民共和国的宪法和法律，具备良好的医德医风和敬业精神，同时具备下列相应条件：

资格考试	报名条件	考试科目	考试内容
药士	参加药士资格考试取得药学专业中专或专科学历，从事本专业技术工作满 1 年。	①基础知识 ②相关专业知识 ③专业知识 ④专业实践能力	①基础知识：生理学、生物化学、微生物学、天然药物化学、药物化学、药物分析；②相关专业知识：药剂学、药事管理；③专业知识：药理学；④专业实践能力：医院药学综合知识与技能
药师	①取得药学专业中专学历，受聘担任药士职务满 5 年；②取得药学专业专科学历，从事本专业技术工作满 3 年；③取得药学专业本科学历或硕士学位，从事本专业技术工作满 1 年	①基础知识 ②相关专业知识 ③专业知识 ④专业实践能力	①基础知识：生理学、病理生理学、生物化学、微生物学、天然药物化学、药物化学、药物分析；②相关专业知识：药剂学、药事管理；③专业知识：药理学；④专业实践能力：医院药学综合知识与技能

报名条件中有关学历的要求，是指国家教育行政主管部门认可的有关院校毕业的学历或学位；有关工作年限的要求，是指取得上述学历前后从事本专业工作时间的总和。工作年限计算的截止日期为考试报名年度的当年年底。

2. 执业药师资格证

参加执业药师职业资格考试的人员，应在连续四个考试年度内通过全部科目的考试。

（1）报考条件

①取得药学类、中药学类专业大专学历，在药学或中药学岗位工作满 5 年；②取得药学类、中药学类专业大学本科学历或学士学位，在药学或中药学岗位工作满 3 年；③取得药学类、中药学类专业第二学士学位、研究生班毕业或硕士学位，在药学或中药学岗位工作满 1 年；④取得药学类、中药学类专业博士学位；⑤取得药学类、中药学类相关专业相应学历或学位的人员，在药学或中药学岗位工作的年限相应增加1 年。

（2）选报专业：执业药师资格考试分药学、中药学 2 个专业，考生可根据所学或所从事的专业选报其中一个。

（3）考试时间：执业药师资格考试原则上每年举行一次，考试时间一般在每年的10月份。

（4）考试科目：分药学、中药学2个专业类别，共设置4个考试科目，即"药学（中药学）专业知识（一）""药学（中药学）专业知识（二）""药事管理与法规""药学（中药学）综合知识与技能"。

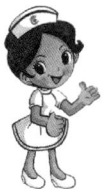

二、竞争的黄金法则——企业用人标准

医药行业作为目前世界贸易增长最快的产业，一直在飞速发展，随着人民生活水平的不断提高，人们的健康观念和医药消费形式都有了很大的变化，这种变化成了医药产业持续高速发展的内在驱动力。整个医药行业的变化，势必引起人才需求的变化。本专业岗位要求主要有以下方面。

（一）基本素质和能力

（1）坚定的社会主义信念；

（2）具有法制观念；

（3）具有良好的职业道德；

（4）具有健康的体魄；

（5）具有良好的心理调节能力；

（6）具有良好的社会适应能力和人际交往能力；

（7）具有一定的英语水平及计算机操作能力。

（二）一般职业能力

（1）具有相关的医学和药学基础知识，能独立从事调配处方工作；

（2）了解临床合理用药的基础知识。

（三）核心职业能力

（1）具有了解国内外新药进展信息的初步能力；

（2）具有初步药事管理的能力；

（3）初步学会各类化学成分提取、分离等基本操作技术的技能。

（四）综合职业能力

（1）具有初步药物分析的基本操作技能；

（2）熟悉常用制剂设备的特点及使用方法；

（3）具有工业微生物和基础药物合成反应原基本知识和基本技能。

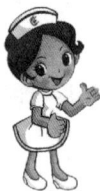

三、收获成功的喜悦——成功案例

案例 1

柳某，广西梧州人，2008 年就读某卫生学校药剂专业（制药工艺专门化），从 2011 年 7 月毕业后进入南宁一家药业有限公司从事药品销售工作，工作期间勤劳踏实，积极进取，表现突出，不久就从众多新人中脱颖而出，2012 年 9 月担任公司旗下公司分店店长。为了有更好的发展，2012 年底辞去店长职务，回到梧州某大药房工作。于 2013 年年初经考试入选公司储备干部，担任梧州某大药房分店领班。

案例 2

黄某，广西百色人，2008 年就读于某卫生学校药剂专业（制药工艺专门化），2010 年 7 月到靖西县中医院实习，期间表现出色，实习结束后留医院药房就业。2011 年 7 月毕业后报读广西中医药大学成人教育学院专升本药学五年制专业。2013 年考取初级药士，担任靖西县中医院药房中药组组长。

（彭勃）

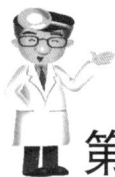

第十一章

中药学专业

第一节 认识专业

中医药是中华民族留给全人类的宝贵文化遗产，几千年来为中华民族的繁衍昌盛及世界各国人民的健康做出了巨大的贡献。随着人类社会的不断发展和科学技术日新月异的进步，如何继承我国优秀的中医药文化，并不断发扬光大，使之更好地为现代社会服务，是我国医药学教育的重要任务。中药学专业是最具我国特色的专业之一，也是当前备受社会欢迎的中职专业。

广西中草药资源极其丰富，中草药物种达4637种，占全国已知药用资源的1/3，居全国第二位。广西有112种特色中药，其中，罗汉果、鸡血藤、广豆根产量更是占了全国产量的90％以上。针对我区资源优势、产业优势，国家及自治区政府都决定加大科技投入，重点发展中成药、中药提取物、中药饮片，加强药材资源的开发与保护。

随着中国－东盟的合作，近年来广西与东盟在传统医药方面的合作也越来越紧密，广西发挥自身资源优势和特色，在扩大和加深与各国之间交流合作的过程中，中药产业的发展将驶入快车道。

广西占有的中药资源优势所带动的中药相关产业的发展，需要大批量具有中药学相关专业知识与实践技能的技术型人才，广西各个中职学校所招收的中药学相关专业学生已远远不能满足市场的需求。随着社会的发展和人们健康理念的不断更新，中药的药效越来越为世界所认同，发展前景将越走越宽，中药学专业将在发展的潮流中将再次焕发出强大的生命力。

第二节 丰富的学习生活

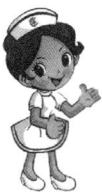

一、你我的共同约定——入学条件

应届、历届初中和高中毕业生。

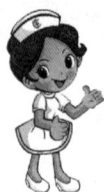

二、我们的美好期许——目标与学制

（一）培养目标

本专业培养在药品生产企业、经营企业第一线从事中成药及中药饮片生产、中药调剂、中药检验工作，具有中药鉴定、中药炮制、中药制备、质量控制评价的基本能力，具有较强实际操作能力的培养德、智、体、美、劳全面发展的具有较高综合素质的劳动者和技能型专门人才。

（二）学制

学制 3 年，其中校内学习时间为 2 年，毕业实习时间为 8 个月。

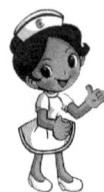

三、丰富的知识内容——知识模块

本专业课程设置由 5 个模块组成：公共基础课程、专业基础课程、专业核心课程、选修课程、毕业实习。

序号	课程模块	课程设置
1	公共基础课程	职业生涯规划、职业道德与法律、经济政治与社会、哲学与人生、安全教育、语文、数学、英语、计算机应用基础、体育、音乐欣赏、美术欣赏等
2	专业基础课程	中药学基础、方剂学、药用仪器设备基础、基础化学、药用化学、医学基础、中医药基础、药用植物学基础、药理学等
3	专业核心课程	中药鉴定技术、制剂检验技术、药品仓储与养护技术、制剂工艺与技术、中药材加工技术、药品调剂技术、中药化学实用技术等
4	选修课程	人际沟通、就业与创业、药事管理学、中药商品学、中成药常识等
5	毕业实习	药品生产、经营等企业、零售药店、医院等地实习

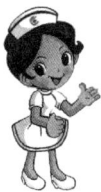

四、多样的工作体验——岗位描述

（1）药厂生产员：将采集的中药材进行冲洗切片等初加工；对药材进行炮制；粉碎、提取、分离、加入辅料制备成中成类药物。

（2）药店营业员：中药饮片或中成药销售员。执行医生处方，准确称量中药饮片并进行包装，正确介绍煎煮方法、服用方法及禁忌、注意事项；正确介绍中成药用途、用法、用量、禁忌、注意事项；帮助和指导顾客煎煮中药饮片；做好货品销售记录、盘点、账目核对等工作，完成商品的来货验收、上架陈列摆放、补货、退货、防损等日常营业工作；贵重中药材的保护工作。

（3）中药养护员：检查在库药品的储存条件，做好仓间温度与湿度的检测和管理工作；定期对在库药品根据流转情况进行养护和质量检查，并做好检查记录；对检查中发现的问题应及时通知质量管理部进行复查处理；定期汇总、分析和上报养护检查、近效期或长时间储存的药品等质量信息；负责养护在用仪器设备、温湿度检测，以及对监控仪器、仓库在用计量仪器及器具等的维护、检定等管理工作；建立药品养护档案，内容包括养护档案卡、养护记录、检验报告书、查询函件、药品养护质量报表等。

（4）药库保管员：准确掌握药品的入库、在库、出库的数量及质量；做好库房温、湿度的调控、记录工作；采取防鼠、防尘、防潮、防霉、防火等相应措施；正确搬运和堆垛药材，做到不错放、乱摆和倒置；做好有效期药品管理工作；负责药品保管账卡管理，保证账货相符；及时分析、反馈药品库存结构及适销情况；做好仓库环境的清洁工作。

（5）药品质量验收员：指导、督促质量管理制度的执行；建立质量档案；药品品种质量的审核；药品质量的查询、质量事故或质量投诉的调查、处理及报告；对质量不合格药品进行确认、处理、报损、销毁。

（6）驻店中药师：主要负责零售药店的处方审核及处方调配；顾客用药咨询解答，指导顾客选购药品和提供安全用药指导或提出治疗建议；负责门店药品养护管理工作等。

（7）医院中药房调配员：对处方的药品名称、规格、用药剂量进行审核；对有配伍禁忌或超剂量的处方，须经原处方医生更正或重新签字后方可调配，杜绝发生医疗事故；需先煎、后下、包煎、烊化等特殊煎煮方法的中药，应将其单独包装，并注明煎煮方法；需要打碎的药品应将其打碎；经主管药师核查药品无误后，发给患者并交代好煎煮方法、注意事项等要求。

第三节　驶向成功的彼岸

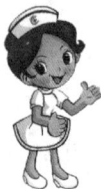

一、选择幸福的航线——学历提升与就业指导

（一）学历提升

1. 套读函授大专

即就读中职的同时，套读函授大专。函授大专一般每年8月份网上报名，10月份参加成人高考考试，次年1月份录取。函授大专的课程穿插安排在中职学习中完成。中职毕业时，同时可以领取国家承认学历的函授大专毕业证书。取得大专毕业证书后，可继续参加成人高考报读本科，有机会取得学士学位。本科毕业后可以报读在职研究生班，有机会取得硕士学位。

2. 参加"对口"高考

"对口"高考是专门针对中职学生参加"对口"高考后录取进入高职院校的绿色通道，学制为全日制。一般在每年3~4月报名，由高职院校自主出题对报考的中职学生进行综合测试，择优录取。

（二）就业指导

主要面向中成药生产企业、中药营销企业、中药饮片厂、医院中药制剂室、中药种植基地和药品质量检验部门，从事中药饮片生产、中药调剂、中药购销、中药验收、中药种植、中药鉴定与质量检测等工作。

（三）考证与晋升

1. 职业技能鉴定证书（中药商品购销员、中药调剂员）

职业技能鉴定是国家职业资格证书制度的重要组成部分，是一项对劳动者职业技能水平的考核活动，属于标准参照型考试。它是由考试考核机构对劳动者从事某种职业所应掌握的技术理论知识和实际操作能力做出的客观测量和评价。

（1）职业资格证书用途

职业资格证书是劳动者求职、任职、开业的资格凭证，是用人单位招聘、录用劳动者的主要依据。

（2）鉴定等级

初级（职业资格五级）、中级（职业资格四级）、高级（职业资格三级）、技师（职业资格二级）、高级技师（职业资格一级）。

（3）鉴定申报条件

初级工：学徒期满的在职职工或职业学校的毕业生。

中级工：取得初级技能证书并连续工作5年以上，或技工学校以及其他职业学校毕业生，或经过正规中级工培训并取得结业证书的人员。

高级工：取得中级技能证书并连续工作 5 年以上，或高级职业学校毕业生，或经正规高级工培训并取得结业证书的人员。

技师：取得高级技能证书的人员，具有丰富的生产实践经验和操作技能特长，能解决本工种关键操作技术和生产工艺难题，具有传授技艺能力和培养中级技能人员能力的人员。

高级技师：取得技师证书 3 年以上，具有高超精湛技艺和综合操作技能，能解决本工种专业高难度生产工艺问题，在技术改造、技术革新以及排除事故隐患等方面有显著成绩，而且具有培养高级工和组织带领技师技术革新和技术攻关能力的人员。

（4）考试内容

职业技能鉴定可分为知识要求考试和操作技能考核两部分。知识要求考试一般采用笔试，技能要求考核一般采用现场操作。经鉴定合格者，由劳动保障部门核发相应的职业资格证书。

2. 卫生专业技术资格证（初级中药士、初级中药师、主管中药师）

中药学专业毕业生可参加全国卫生专业初级（中药士、中药师）、中级（主管中药师）技术资格考试。考试成绩合格者可取得专业技术资格证书。该证书在全国范围内有效。通过考试取得的资格代表了相应级别技术职务要求的水平与能力，可作为单位聘任相应技术职务的必要依据。

（1）报名及考试时间

全国卫生专业技术资格考试原则上每年进行一次，报名时间一般在 12 月份至次年 1 月份，考试时间一般在每年的 4～6 月份。

（2）专业及级别范围

中药学专业分为初级资格（含士级、师级）、中级资格。

（3）报考条件

①参加初级中药士技术资格考试：取得中药学专业中专或专科学历，从事本专业技术工作满 1 年。

②参加初级中药师技术资格考试应符合下列条件之一：

取得中药学专业中专学历，受聘担任药士职务满 5 年；

取得中药学专业专科学历，从事本专业技术工作满 3 年；

取得中药学专业本科学历或硕士学位，从事本专业技术工作满 1 年。

③参加中级主管中药师技术资格考试应符合下列条件之一：

取得中药学专业中专学历，受聘担任中药师职务满 7 年；

取得中药学专业专科学历，受聘担任中药师职务满 6 年；

取得中药学专业本科学历，受聘担任中药师职务满 4 年；

取得中药学专业硕士学位，受聘担任中药师职务满 2 年；

取得中药学专业博士学位。

（4）考试内容

①初级中药士各单元所包含的考试科目如下：

基础知识：中药学、方剂学。

相关专业知识：中医学基础、药事管理。

专业知识：中药炮制学、中药鉴定学。

专业实践能力：中药药剂学、中药调剂学。

②初级中药师各单元所包含的考试科目如下：

基础知识：中药学、方剂学。

相关专业知识：中医学基础、中药药理学、药事管理。

专业知识：中药炮制学、中药鉴定学。

专业实践能力：中药药剂学、中药调剂学。

③中级主管中药师各单元所包含的考试科目如下：

基础知识：中药学、中药化学、方剂学。

相关专业知识：中医学基础、中药药理学、药事管理。

专业知识：中药炮制学、中药鉴定学。

专业实践能力：中药药剂学、中药调剂学。

3. 执业药师资格证

参加执业药师资格考试的人员，应在连续四个考试年度内通过全部科目的考试。

（1）选报专业

执业药师资格考试分药学、中药学两个专业，考生可根据所学或所从事的专业选报其中一个。

（2）考试时间

执业药师资格考试原则上每年举行一次，一般在5～8月份报名，10月份考试。

（3）报考条件

①取得药学类、中药学类专业大专学历，在药学或中药学岗位工作满5年；

②取得药学类、中药学类专业大学本科学历或学士学位，在药学或中药学岗位工作满3年；

③取得药学类、中药学类专业第二学士学位、研究生班毕业或硕士学位，在药学或中药学岗位工作满1年；

④取得药学类、中药学类专业博士学位；

⑤取得药学类、中药学类相关专业相应学历或学位的人员，在药学或中药学岗位工作的年限相应增加1年。

（4）考试内容

共设置4个考试科目：药学（中药学）专业知识（一）、药学（中药学）专业知识（二）、药事管理与法规、药学（中药学）综合知识与技能。

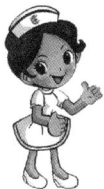

二、竞争的黄金法则——企业用人标准

目前，企业对药学类专业毕业生的需求集中在技术服务和市场营销，近年来医药行业快速发展对这两种岗位需求量上升，毕业生进入企业后这两个岗位是最能锻炼人的岗位，即最能考验毕业生专业知识和社会活动能力的岗位。企业的用人标准主要有以下方面。

（一）专业能力

1. 技术服务方面

（1）掌握中医药基本理论和熟悉临床用药的基本知识。

（2）具有中药鉴定、中药炮制、中药制备、质量控制评价的基本能力。

（3）具有中药制剂及临床合理用药等方面的工作能力。

（4）熟悉药事管理的法规、政策与营销的基本知识。

（5）掌握人文社会科学、自然科学和中国传统文化知识。

（6）具有熟练的计算机基本操作能力和一定的英语应用能力。

2. 市场营销方面

（1）掌握药剂学、药物分析、药理学、药事管理、药品市场营销学等主干课程的基本知识。

（2）掌握营销职业道德和公关礼仪的基本知识。

（3）掌握医药营销的整体销售流程的专业知识，掌握药品流通企业的采购、销售、质量检验、仓储管理等岗位的专业知识和技能。

（4）掌握医药营销策略与营销技巧的专业知识。

（5）具有熟练的计算机基本操作能力和一定的英语应用能力。

（二）社会能力

（1）具有良好的社会公德、职业道德、伦理意识、行为规范。

（2）责任心强，爱岗敬业。

（3）具有分析与解决问题的能力及创新开拓能力。

（4）具有心理承受能力、适应能力、人际交往能力、表达沟通能力。

（5）具有管理能力、组织协调能力、团队精神。

（6）具有分析解决问题能力、创新能力。

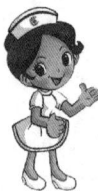

三、收获成功的喜悦——成功案例

案例 1

蔡某，2000 年毕业于某中职学校中药学专业，2000 年进入广西一家医药有限责任公司，先后担任药店营业员、药店店长、门店经理，现自主创业，在家乡开了两家连锁药店。

案例 2

郭某，2003 年毕业于某中职学校中药学专业，2003 年 12 月～2004 年 4 月在广西一家药业连锁有限公司实习，2004 年 5 月 1 日进入该公司工作，2004 年 8 月～2005 年 3 月担任配送中心主管，2005 年 3 月～2006 年 6 月担任公司内训师，积极进取、踏实肯干、责任心强，现任公司发展改革委员会主任、人力资源部经理。

案例 3

李某，2008 年毕业于某中职学校中药学专业，在校期间参加成人高考报读广西中医药大学中药学专业函授大专，毕业时同时取得中专、函授大专学历证书。中专毕业后应聘到某医药有限责任公司工作，在工作之余李某又报读了广西中医药大学中药学函授本科，并通过了学士学位英语考试，获得了理学学士学位。同时获得了初级中药师的专业技术职称，现就职于广西中医药大学第一附属医院中药制剂室。　　　　　（覃梦岚）

医技类专业

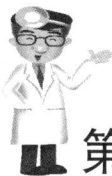

第十二章
口腔修复工艺技术专业

第一节　认识专业

通常初中毕业的同学对口腔修复工艺技术都比较陌生，会有不少疑问，例如：口腔修复工艺技术是做什么工作的呀？需要哪些学业基础呢？要考什么专业证书吗？是做牙医吗？要给病人拔牙、补牙或者镶牙吗？好找工作吗？好挣钱吗？可以独立创业吗？……那就让我们来了解一下这个专业吧。

中等职业学校的口腔修复工艺专业是以口腔医学、物理学、化学、材料学、冶金学和美学的有关知识为理论基础，用符合生理的方法制作义齿（即我们通常说的假牙）、各种修复体及矫治器的专门技术。口腔修复工艺专业对应的职业岗位主要为口腔医院及牙防所技术制作中心、综合医院口腔科技工室、口腔义齿制作中心的义齿制作服务；其次是口腔材料、设备制造企业等的产品技术推广与营销。所以我们不是去做牙医，但我们是口腔医务工作者队伍的一员，我们在技工室或义齿加工厂工作，我们为口腔科的医生提供各种义齿、修复体等产品。

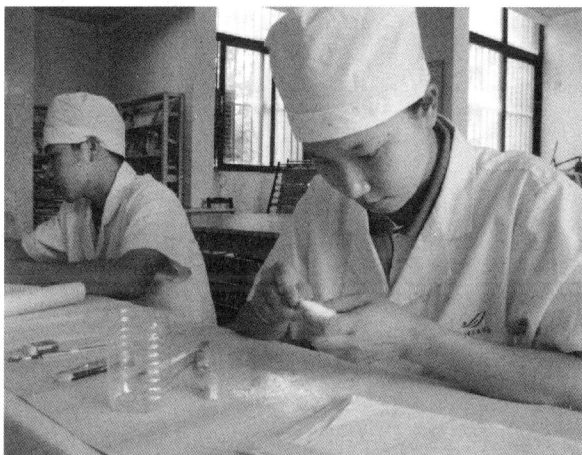

广西有 20 余家大医院、专科口腔医院（诊所）的口腔技术室，60 余家的口腔义齿制作企业及 80 余家的口腔器材公司，近几年口腔修复工艺技术迅速发展，新理论、新方法、新工艺日新月异，尤其是口腔修复工艺方法的不断完善，新材料的开发应用，新设备的出现以及计算机辅助设计制作研究面临一体化，对口腔修复工艺人才以及技能水平和综合素质提出了更多、更高的要求。

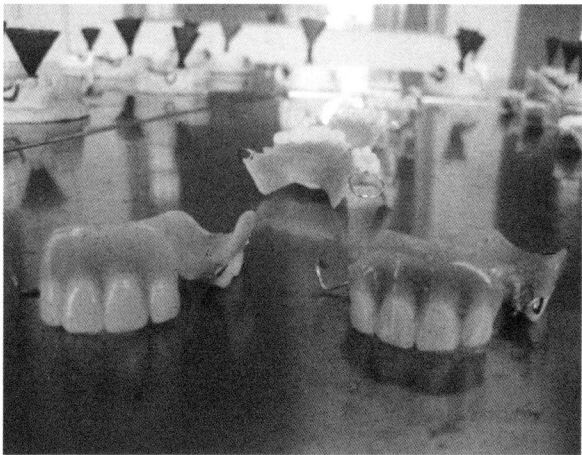

口腔工艺技师（工）属于口腔医学相关专业人员，是口腔医务工作者队伍的组成部分，他们必须经过专门的职业教育培训，具备口腔医学相关领域内坚实的理论基础和熟练的操作技能，与口腔医师精诚合作，才能胜任各类口腔修复体的工艺制作，辅助口腔医师完成患者的各类口腔修复治疗。据专业人士分析，口腔修复医师与口腔技师比例应达到 1∶2 才能保证修复体质量。广西现有的口腔技师（工）具有中高级以上技术水平的甚少；具有大专学历的从业人员仅占 5％左右；未经过正规职业教育培训、中专学历以下的从业人员占 50％左右；从业人员主要分布于 20～30 岁年龄层中。

目前，从事修复体（义齿）制作加工机构主要并存两大类型，即国有的从属于各大医院、牙防所的口腔制作中心或口腔技工室和中外合资、民营及个体性质的社会各类义齿制作中心。医院中的技工室，在广西区内，现只有广西医科大学口腔医院的义齿制作中心还保持着发展，其余大都呈逐渐萎缩的态势。而经过正规的职业教育培训的口腔修复工艺人员还处于缺乏的状态，需求量大。从义齿加工厂获悉，专业口腔修复工艺人员流动性大，每年都需补充相关的口腔技工，并对人员的综合素质与技术水准提出了相关的要求。

第二节　丰富的学习生活

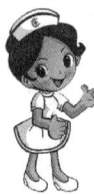

一、你我的共同约定——入学条件

应届、历届初中和高中毕业生。

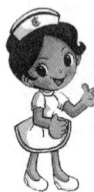

二、我们的美好期许——目标与学制

中等职业卫生学校的口腔修复工艺技术专业主要培养具有一定科学文化素养，德、智、体、美、劳全面发展，具有良好职业素质、人际交往与沟通能力，熟练掌握口腔修复工艺技术的基本知识和操作技能，能在义齿加工企业和口腔疾病防治机构从事义齿制作等工作，具有职业生涯发展基础的技能型、服务型的高素质的初级口腔修复工艺技术专门人才。

学制 3 年。

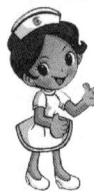

三、丰富的知识内容——知识模块

中等职业卫生学校口腔修复工艺技术专业的课程由五个模块构成：公共基础课程模块、专业基础课程模块、专业课程模块、选修课程模块、毕业实习模块。

1. 核心课程有：口腔工艺技术基础、固定义齿修复工艺技术、可摘义齿工艺技术、口腔材料学等。

2. 主要课程（如下图）。

3. 毕业实习

（1）实习地点：大型义齿加工企业带薪实习。

（2）实习时间：第四学期起共一年半。

（3）实习主要内容：质检部、蜡型部、石膏（模型）部、车瓷部、活动部等。

第一阶段：岗前培训及牙体雕刻（3周）

了解企业概况及员工守则；实地参观；上岗培训、牙体雕刻培训等。

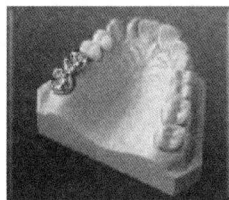

固定局部义齿

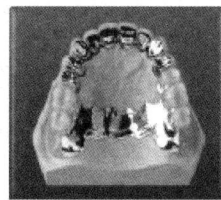

固定活动联合修复

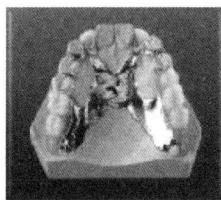

铸造可摘局部义齿（上颌）

铸造可摘局部义齿（下颌）

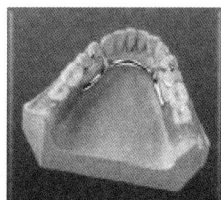

我的主要课程有哪些？

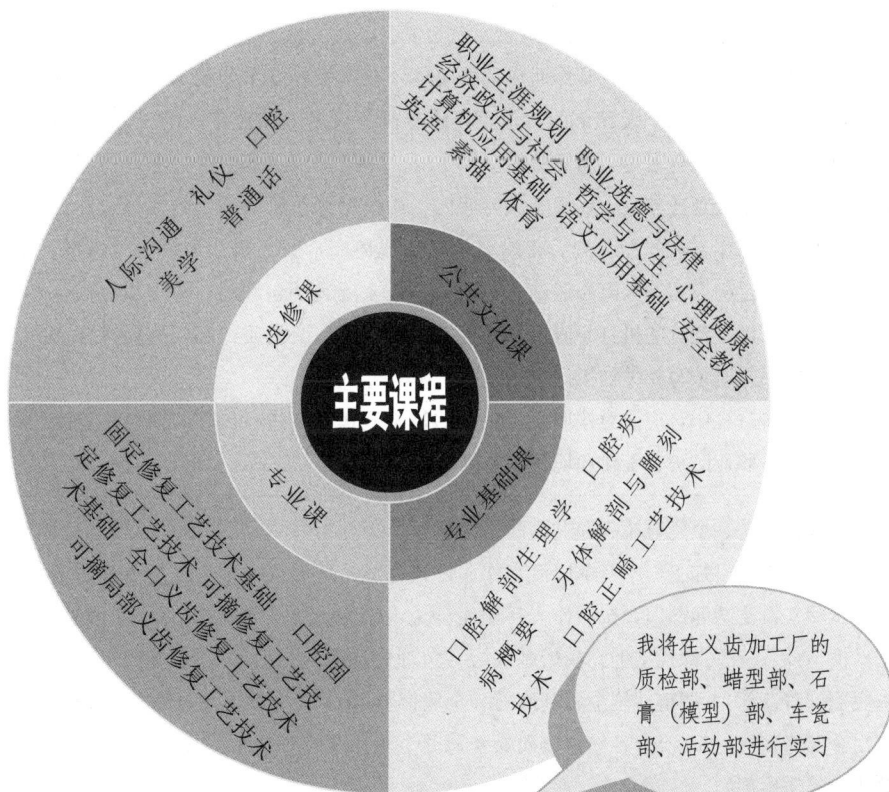

主要课程

选修课：人际沟通 礼仪 口腔美学 普通话

公共文化课：职业生涯规划 职业道德与法律 经济政治与社会 哲学与人生 心理健康 计算机应用基础 语文应用基础 安全教育 英语 素描 体育

专业基础课：口腔解剖生理学 口腔疾病概要 牙体解剖与雕刻技术 口腔正畸工艺技术

专业课：固定修复工艺技术基础 固定修复工艺技术 可摘局部义齿修复工艺技术基础 全口义齿修复工艺技术 可摘局部义齿修复工艺技术 口腔固定修复工艺技术

我将在义齿加工厂的质检部、蜡型部、石膏（模型）部、车瓷部、活动部进行实习

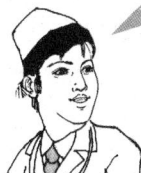

第二阶段：各工序轮转教学实习（16周）

工序	蜡型部	石膏（模型）	车金	上瓷	车瓷	活动部
周数	4周	2周	2周	2周	2周	4周

第三阶段：生产实习——定岗（顶岗）实习（39周）

通过第一和第二阶段19周各工序的实习，在带教老师的指导下，根据学生的特长、爱好、就业需要以及实习单位的需求，进行某一工序（除质检部外）的定岗（顶岗）实习。

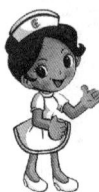

四、多样的工作体验——岗位描述

中等职业卫生学校口腔修复工艺技术专业的学生主要在义齿加工企业（制作中心）、口腔医院、医院口腔科等从事义齿制作技师或技工工作。

岗位名称	岗位描述	素质与能力要求
金属修复体制作	金属修复体是用合金材料以铸造工艺制作而成的修复体，在口腔修复工艺技术中占着十分重要的地位，技术人员根据义齿加工设计单的要求，在铸造机等设备上按照正确的工艺流程，使用各种合金等材料制作出金属全冠等金属修复体。 技术人员从入检部门接受到任务后，在规定的时间内，用模型修整机修整石膏模型，制作可卸代型，在可卸代型上制作义齿蜡型，然后将蜡型包埋形成铸圈，放入茂福炉烘烤与焙烧，从仓库保管员处领出金属过秤后用高频离心铸造机进行铸造，去除铸圈包埋料，得出相应的金属修复体雏形，经过技工用微型打磨机打磨修形和抛光并自检之后，交给质检部门检验符合义齿生产质量标准后出货，同时填写相关加工记录。 在金属修复体的制作过程中，应注意按照义齿生产的技术操作规范进行操作，同时注意生产安全，节约成本，做好职业防护、工作环境管理与维护	能够进行代型制作、蜡型制作、铸造、打磨抛光，具备冠桥修复体设计的能力
瓷修复体制作	瓷修复体包含金瓷冠桥、全瓷冠桥、瓷贴面和瓷嵌体等。 以金瓷冠桥为例，在义齿加工厂中基本以流水作业方式完成从原始模型到烤瓷熔附金属全冠制作。以制作步骤来设定功能部门，按制作先后顺序分为：模型入检（质检部）；模型修整、制作可卸代型（模型部）；在可卸代型上完成蜡基底冠并包埋铸造圈（蜡型部）；焙烧铸造圈并铸造出金属基底冠（铸造部）；调整就位金属基底冠（金属修整部）；在金属基底冠上用瓷粉堆筑外形并焙烧出金属烤瓷冠（筑瓷部）；修整金属烤瓷冠并上釉抛光（瓷修整部）；完成制作的金属烤瓷冠总质检（质检部）。 工作组织形式：每部门设一名组长及若干组员，组长负责与其他部门交接检验工件，调控本部门器械耗材，把关部门内产品质量；组长把接收到的工件分发至组员，组员完成工件制作并自检合格后交组长，组长检验合格后交制作部门	能够进行上瓷及瓷形态修整，初步具备个性化瓷修复的能力

续表

岗位名称	岗位描述	素质与能力要求
可摘局部义齿制作	在本岗位，制作技师根据医生设计单，结合模型的特点，按照严格的技术要求，采取单独或分工合作的方法，在规定时间内完成可摘义齿设计和制作，制作完成的可摘义齿应符合行业规范的技术要求和患者的个性特征要求，具有美观、实用、独一性。 　　技师从业务人员接受模型和设计单后，按照入检、模型修整、确定观测导线、填倒凹、制作支架、人工牙排列及基托蜡型成形、装盒、去蜡、充胶、打磨抛光处理等流程完成义齿制作。以上工作每个步骤都有严格的技术标准和要求，还必须在规定的时间内完成	能进行模型修整、确定观测导线、填倒凹、制作支架、人工牙排列及基托蜡型成形、装盒、去蜡、充胶、打磨抛光；具备可摘局剖义齿分类设计的能力
全口义齿制作	全口义齿主要由人工牙和基托组成，其制作过程如下：根据设计单进行模型修整、画基托边缘线，并把牙槽嵴顶线、正中线、磨牙后垫区标记在模型的边缘，然后进行后堤区制作；根据记录颌位关系的蜡𬌗托、上𬌗架确定模型的咬合关系；根据加工设计单提供的颜色及蜡𬌗托上标记的笑线与口角线、模型大小选择人工牙，然后按照加工设计单提示的𬌗平面确定排牙方法并进行排牙与平衡𬌗调整，之后把模型从𬌗架上摘下来进行牙龈雕刻，经质检人员检验合格后送回临床试戴，由医生进行临床调整修改后，接回完成基托蜡型并封闭基托边缘，采用分装法装盒，继而去蜡、充胶、热处理、开盒、打磨抛光并最终完成产品，经质检人员检验合格后出厂。在上述过程中要及时填写加工设计单及企业规定的其他工作记录单	能进行全口义齿排牙和牙龈雕刻，具备前牙个性化排牙的能力

第三节　驶向成功的彼岸

　　青春如火，我们风华正茂，从踏入职业学校的大门，我们便共同畅想，通过强化职业技能开启一扇成功之门。

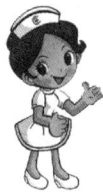

一、选择幸福的航线——学历提升与就业指导

（一）学历提升

　　1. 技能证书：中职口腔工艺专业的学生可利用在校的课余时间，学习和考取与本专业相关的技能证书，如护理员、助产士、中医推拿师、美容师等；也可报考与医学专业无关但对将来进一步发展有用的一些证书，如计算机等级证书、英语等级证书等。

2. 学历提升：可通过对口直升、成人函授、自考、中专大专套读等方式继续升学提升学历。

（二）职称和职业提升

1. 职称晋升路线：中级修复工、高级修复工。职称晋升考试由国家卫生部门负责组织实施。

2. 职称晋升要求：

（1）初、高中学历者需从事本行业 5 年以上工作经验；

（2）大中专及以上学历（口腔医学专业）在校学生、毕业生、实习生；

（3）无学历但从事本行业 10 年以上者（注：工作证明需加盖单位和当地县级以上卫生系统公章）。

报考中级修复工条件：具备（1）（2）（3）之一即可。

报考高级修复工条件：具备（2）（3）之一即可。

3. 职业提升路线：

（1）技术路线：初级技工→中级技工→高级技工→初级技师→中级技师→高级技师→技术总监。

（2）管理路线：领班→组长→主管→主任。

（3）自主创立义齿加工企业。

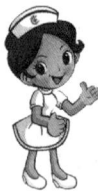

二、竞争的黄金法则——企业用人标准

对于所有的职业学校的学生来说，毕业后能顺利找到一份称心如意的工作是大家共同的愿望。正所谓"知己知彼，百战百胜"，要想在竞争激烈的职场有一席之地，我们就要了解企业对于医学检验专业的学生的用人标准是什么，企业都要求我们掌握哪些能力。针对企业的用人要求，我们应该在在校期间不断锻炼自己的能力，以保证能满足企业需求。

（一）专业能力

（1）能够正确使用、维护保养本专业有关的设备、工具器械与仪表仪器；

（2）能够正确理解口腔医生做出的诊断和治疗计划，并识读各种义齿加工制作单；

（3）能够根据具体情况选择使用合适的口腔材料、工具、手段，熟练制作可摘、固定等各类口腔修复体；

（4）能够运用口腔修复工艺专业知识，进行常用义齿的修理；

（5）能够对义齿制作进行环节评估和质量检测；

（6）能够对义齿进行生产和技术管理。

（二）社会能力

（1）敬业爱岗、追求卓越、诚实守信、尊重他人的职业道德；

（2）开拓创新、严谨务实、吃苦耐劳的工作作风；

（3）人际交流和团队协作能力；

（4）自信心、社会责任心；

（5）法律和质量意识；

（6）妥协能力。

（三）方法能力

（1）自主学习和拓展能力；

（2）决定和计划能力；

（3）信息获取和分析使用能力；

（4）时间管理能力；

（5）评价能力。

（四）资格证书

本专业学习内容的选取参照了医疗行业资格考试要求的相关知识和技能，要求毕业生除获得专业学历毕业证外，还需获得以下资格证书。

主要就业岗位及职业资格证书

专门化方向	就业岗位	技能证书	
		名称	等级
口腔修复工艺	口腔义齿制作、质检、生产档案管理	口腔修复工	中级

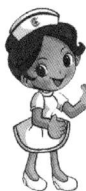

三、收获成功的喜悦——成功案例

案例1

赵某，初中阶段，由于父母管教少，学习不够认真，中考时成绩不理想，没考上普通高中，曾想和村里的其他读完初中后就不再上学的伙伴们外出打工挣钱，但他父母亲从年轻时就一直打工，生活状况改变不大，父母亲意识到没有一技之长很难有提升的空间，就建议他读中职，最后他选择了某卫生学校口腔修复技术专业。2003年进校，在校期间他专业思想稳定，基本功扎实。2006年毕业，毕业后很快就找到工作，工作中积极性高，虚心向前辈学习，技术和工资同步增长，他从一名普通员工再到组长再到部长，又升到某义齿制作中心的技术总监，工资水平也不断提高。经过几年的打拼，实现了自己在南宁市有房有车的富足生活。

案例2

居某，高中毕业后，由于成绩不理想，考不上大学，很羡慕同班同学远走高飞到全国各地就读大学，迷茫过后开始思考自己的人生。经过一段时间的分析，他发现自从大学扩招后，大学毕业生就业形势非常严峻，而相反的，中职、高职毕业生的就业率却相对比较高，且工资差异不大，技术工人工资甚至比很多白领都要高。经过周密的思考，他选择了就读某卫生学校口腔修复技术专业。由于目标明确，学习动机强烈，进校后刻苦钻研，主动向专业老师请教，成绩优秀，多次被评为校、市、区各级的优秀学生，同时担任班长、学生会干部，能力得到进一步提高。毕业后到广东深圳某义齿加工厂工作，先积累工作经验，提高技术，提升综合管理能力，后回南宁市创业。目前他拥有自主产权的厂房1300平方米，企业人员150人左右，产值进入广西义齿加工企业四强。　　　　　（王锦丹、赵忠玲、虞文新、温彬斌）

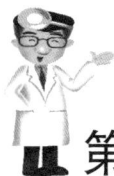

第十三章

医学检验专业

第一节 认识专业

我们感觉身体不舒服，到医院看病时，通常医生会在确诊前给我们开一些检验单、化验单，让我们去检验科查个血、验个尿，或者要求我们去照个 X 线片等；在住院治疗结束时，医生也会通过再次对病人进行化验检查来评估之前治疗的效果。这些化验、检查的工作就与医学检验专业有关。

医学检验技术专业作为医学的一个分支，它担负着为临床疾病诊断、治疗、愈后观察、药效评价等提供实验室数据的重任。医学检验是运用现代物理化学方法、手段进行医学诊断的一门技术，主要研究如何通过实验室技术、医疗仪器设备对患者的血液、体液、分泌物、排泄物等标本进行检验分析，以获得病原体、机体病理变化及脏器功能状态等资料，为治疗提供依据。中等职业卫生学校医学检验专业教育主要是为临床医疗单位培养具有实用型实践技能和实际动手能力的检验技术人才。通过系统学习，我们会了解如何鉴定人的血型、确定一个人是否贫血、肝功能是否正常、生病是感染了什么致病菌、内脏功能有什么异常等等。

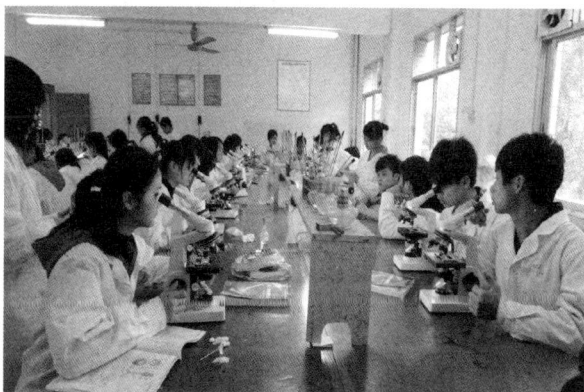

医学检验技术专业发展前景如何呢？另外，由于市场经济的发展，检验试剂生产、销售，有关食品厂、化妆品厂等生产企业，都需要有一定的检验技术人员对生产的产品进行检验。因此，社会对医学检验专业技术人才的需求将保持长时间的增长。通过对广西基层医疗卫生机构的调查发现，各乡镇卫生院和城镇卫生院的医学检验技术人员严重缺乏，特别是乡镇一级的卫生院，虽然检验设备较完善，设备所能支撑开展的医学检验项目也较为齐全，但医学检验技术人员缺乏状况较为严重，这为医学检验专业毕业生就业提供了很大的发展空间。

第二节　丰富的学习生活

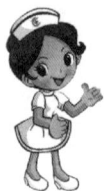

一、你我的共同约定——入学条件

应届、历届初中和高中毕业生。

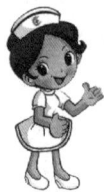

二、我们的美好期许——目标与学制

中等职业卫校的医学检验专业主要培养具有一定科学文化素养，德、智、体、美、劳全面发展，具有良好职业素质、人际交往与沟通能力，熟练掌握临床医学检验常用各项操作技能，能在乡镇医疗机构及城镇社区卫生服务中心等县级以下医疗机构从事医学检验工作，具有职业生涯发展基础的技能型、服务型的高素质的初级医学检验专门人才。

学制有 3 年和 5 年两种。

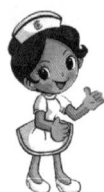

三、丰富的知识内容——知识模块

中等职业卫生学校医学检验专业的主干课程包括临床生物化学、临床检验学、临床微生物学、临床免疫学、临床寄生虫学等实验诊断技术。所有课程由五个模块构成：公共基础课程模块、专业基础课程模块、专业课程模块、选修课程模块、毕业实习模块。

序号	课程模块	课程设置
1	专业课程	临床检验、免疫检验、寄生虫检验、微生物检验、生物化学检验
2	专业基础课程	解剖学、疾病概要、有机化学、无机与分析化学、生理学基础、病理学基础、生物化学基础

续表

序号	课程模块	课程设置
3	公共基础课程	职业生涯规划、职业道德与法律、哲学与人生、英语、心理健康、安全教育、语文应用基础、计算机应用技术、数学应用基础
4	选修课程模块	仪器分析、急救知识与技术、人际沟通、礼仪
5	毕业实习模块	于第五、第六学期安排在县级以上医疗卫生机构进行，时间为44周。其中临床检验（含寄生虫检验）（12周）、微生物检验（10周）、免疫检验（8周）、生物化学检验（10周）、采血室（4周）。

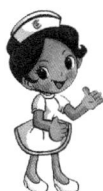

四、多样的工作体验——岗位描述

学生毕业后的去向呈现多元化，基本的就业方向有以下几种：各级各类医院检验科、防疫站、输血科、血站、疾病控制中心、计划生育服务站等部门；商品检验、环境保护、海关检疫等部门；管理、医检设备维修、试剂研制及营销工作等。

可以就职的范围和岗位

职业范围	职业岗位	典型工作任务
临床检验技术	门诊化验室	血常规，尿常规，粪便常规，血沉，网织红细胞，血细胞形态观察，寄生虫卵和疟原虫检查，脑脊液常规，浆膜腔积液常规，白带常规
	急诊化验室	电解质测定，血气分析，凝血指标，血糖，血、尿、粪及体液常规
	微生物检验实验室	常用培养基配制，各种标本（粪便、痰、血、穿刺液、精液和分泌物等）常见需氧菌和兼性厌氧培养、分离、鉴定，药敏试验，各种细菌染色法
	生物化学检验实验室	肝功能，肾功能，血脂类项目，血糖及糖化血红蛋白，心肌酶谱，电解质，蛋白电泳，微量元素测定，抗"O"溶血素，RF
	免疫学检验实验室	乙肝三系定性、定量分析，甲、丙、丁、戊、庚型肝炎病毒抗体检测，梅毒、衣原体、艾滋病病毒抗体检测
	血液病检验实验室	骨髓涂片细胞学检查，常用细胞化学染色，检测溶血性贫血试验
	病理检验技术室	常规病理组织及手术标本制片、脱落细胞学检查，免疫组织化学与特殊染色技术
	中心血站或医院血库	ABO血型鉴定，Rh血型鉴定，交叉配血试验，ALT、HbsAg、HIV抗体和梅毒抗体检测

第三节　驶向成功的彼岸

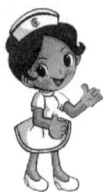

一、选择幸福的航线——学历提升与就业指导

（一）技能证书

中职医学检验专业的学生，获得中等职业学校毕业证时你就具备了医学检验员的资格。另外，可利用在校的课余时间，学习和考取与本专业相关的技能证书，如护理员、助产士、中医推拿师等；也可报考与医学专业无关但对将来进一步发展有用的一些证书，如计算机等级证书、英语等级证书等。

（二）学历提升

可通过对口直升、成人函授、自考、中专大专套读等方式继续升学提升学历。

（三）考证与晋升

1. 职称晋升路线

检验员→检验技士→检验技师。

2. 职称晋升要求

（1）检验技士考证要求：了解本专业基础理论，具有一定的技术操作能力；在上级卫生技术人员指导下，能胜任本专业一般技术工作；中专毕业见习一年期满。

（2）检验技师考证要求：中专毕业，从事医（药、护、技）士工作5年以上，经考核证明能胜任医（药、护、技）师职务；大学专科毕业，见习1年期满后，从事专业技术工作2年以上；大学本科毕业，见习1年期满；研究生班结业或取得硕士学位者。

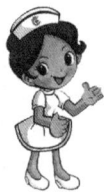

二、竞争的黄金法则——企业用人标准

对于所有的职业学校的学生来说，毕业后能顺利找到一份称心如意的工作是大家共同的愿望，正所谓"知己知彼，百战百胜"，要想在竞争激烈的职场占有一席之地，我们就要了解企业对于医学检验专业的学生的用人标准是什么，企业都要求我们掌握哪些能力，针对企业的用人要求，我们应该在在校期间不断锻炼自己的能力，以保证能满足企业需求。

（一）专业能力

（1）掌握必需的基础医学和临床医学知识；

（2）掌握寄生虫检验、微生物检验、免疫检验、生物化学检验、临床检验的基本理论知识和基本操作技能；

（3）具有应用计算机开展医学检验工作的能力；

（4）具有书写医学检验报告的能力；

（5）具备初步的医学检验信息资料的统计、分析能力。

（二）社会能力

（1）具有一定的社会学知识、协作精神和人际交往能力；

（2）具有科学、严谨、踏实的态度和创新意识；

（3）具有良好的职业道德、科学的工作态度和全心全意为人民服务的献身精神；

（4）具有健康的身体和心理，具有基本的欣赏美和创造美的能力；

（5）具有团队协作能力；

（6）具有较强的法律意识和质量意识。

（三）方法能力

（1）具有开展自主学习和职业拓展能力；

（2）具有制订计划和作出决策的能力；

（3）具有信息获取和分析使用能力；

（4）具有较强时间管理能力；

（5）具有对工作作出客观评价的能力。

（四）资格证书

本专业学习内容的选取参照了医疗行业资格考试要求的相关知识和技能，要求毕业生除获得专业学历毕业证外，还需获得以下资格证书：

主要就业岗位及职业资格证书

专门化方向	就业岗位	技能证书		
		名称	等级	颁发单位
临床医学检验	县级或县级以下基层医疗机构医学检验	临床医学检验技士	初级	省级卫生厅

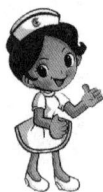

三、收获成功的喜悦——成功案例

案例

杨某，医学检验技术专业毕业，毕业后到农村最基层医院工作，甘于服务基层，在工作中不断钻研业务。他利用业余时间参加成人类考试提升自己的学历，同时在工作中十分注意自己的职称晋升，用了 5 年时间获得了技师资格。由于技术全面，很快就调到较高级的医院工作，工资收入比同期大学本科毕业的还高，职称晋升也比同期高职院校毕业生还快。　　　　（赵忠玲、温彬斌、虞文新、王锦丹）

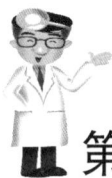

第十四章

医学影像技术专业

第一节　认识专业

随着医疗技术的发展以及医疗需求的不断提高，医疗机构的影像设备愈加先进、复杂，以致现有的医学影像专业技术人才难以满足需求；设备的安装、更新和维护也需要大量的专门人才。医学影像技术专业具有广大的就业前景。本专业培养具有基础医学、临床医学和现代医学影像学的基本理论及技能、能在各级医疗卫生单位从事医学影像学诊断、介入放射学和医学成像技术等方面工作的医学高级专门人才或在医学影像设备企业从事营销工作的专门人才。

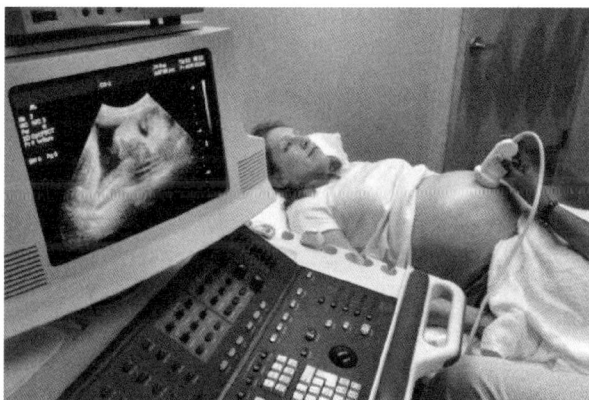

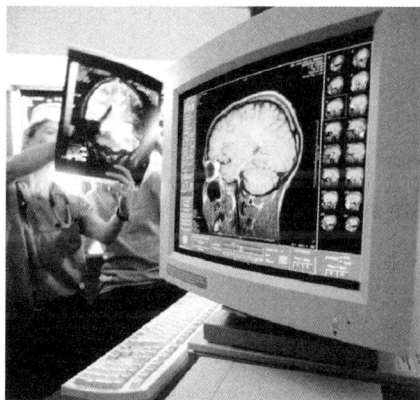

第二节　丰富的学习生活

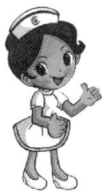

一、你我的共同约定——入学条件

应届、历届初中和高中毕业生。

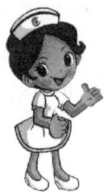

二、我们的美好期许——目标与学制

（一）培养目标

本专业培养的学生应具备以下能力：

（1）掌握必需的基础医学和临床医学知识，掌握医学影像技术的基本知识和技能，具有摄取医学影像并对其质量进行基本评价的能力，掌握医学影像诊断的基本知识，对常见病、多发病进行初步诊断的能力。

（2）掌握医学影像诊断设备的基本知识和技能，具有对现代医学影像设备进行使用和保养的能力，具有运用知识分析问题、解决问题的能力和基本业务进行管理及质量控制的能力，具有适应职业变化、创新和创业的能力。

（3）掌握医学影像学范畴内各项技术（包括常规放射学、CT、核磁共振、DSA、超声医学、核医学、介入医学等）及计算机的基本理论和操作技能。

（4）熟悉有关放射防护的方针、政策和方法，熟悉相关的医学伦理学。

（5）了解医学影像学各专业分支的理论前沿和发展动态。

（二）学制

学制 3 年，其中校内学习时间为 2 年，毕业实习时间为 8 个月。

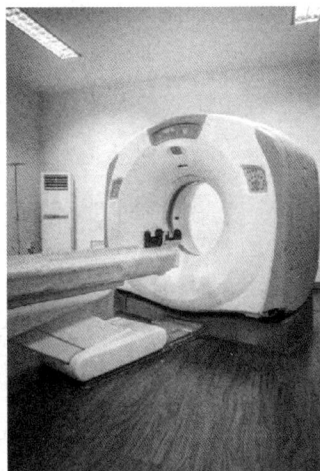

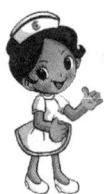

三、丰富的知识内容——知识模块

主要课程

公共基础课程模块
英语　计算机　人体解剖学　组织学和胚胎学　影像电子学基础
生理学　病理学　放射物理与防护　诊断学　内科学　外科学
医学影像设备学　医学影像设备管理　医学影像成像原理
医学影像检查技术　医学影像诊断学　超声诊断学
介入医学　核医学　放射治疗技术及营销

专业基础课程模块
正常人体结构与机能　影像电子学基础　局解与断层解剖学
医学影像诊断技术　医学影像设备　内科学概论（包括内科、儿科、传染科）
影像成像原理与技术　外科学概论（包括外科、五官科、妇产科）
超声诊断技术

第三节　驶向成功的彼岸

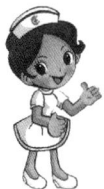

一、选择幸福的航线——学历提升与就业指导

（一）学历提升

1. 套读函授大专

即就读中职的同时，套读函授大专。函授大专一般每年8月份网上报名，10月份参加成人高考考试，次年1月份录取。函授大专的课程穿插安排在中职学习中完成。中职毕业时，同时可以领取国家承认学历的函授大专毕业证书。取得大专毕业证书后，可继续参加成人高考报读本科，有机会取得学士学位。本科毕业后可以报读在职研究生班，有机会取得硕士学位。

2. 参加"对口"高考

"对口"高考即专门针对中职学生参加"对口"高考后录取进入高职院校的绿色通道，学制为全日制。一般在每年3~4月报名，由高职院校自主出题对报考的中职学生进行综合测试，择优录取。

（二）考证与晋升

1. 职业技能鉴定证书（放射技士）

职业技能鉴定是国家职业资格证书制度的重要组成部分，是一项对劳动者职业技能水平的考核活动，属于标准参照型考试。

（1）职业资格证书的用途

职业资格证书是劳动者求职、任职、开业的资格凭证，是用人单位招聘、录用劳动者的主要依据。

（2）鉴定等级

医学影像技术专业的国家职业资格等级分为初级技士（四级）、初级技师（三级）、中级技师（二级）、高级技师（一级）共四个等级。

2. 提升路线

技术线：初级→中级→高级→技师→中级技师→高级技师→技术总监

管理线：科室副主任→主任→业务副院长→院长

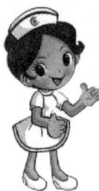

二、竞争的黄金法则——企业用人标准

（一）专业能力

1. 知识结构

（1）掌握必需的文化基础知识。

（2）掌握必需的基础医学知识，主要内容是常见医学影像设备的结构、原理，使用和保养知识，具备一定的操作技能和维护技术，提高专业素质和职业能力。

（3）掌握必需的现代养生保健及营养知识。

（4）掌握与本专业相关的人文、社会等方面的知识。

2. 能力结构

（1）具备操作、维护基础影像设备的基本技能。

（2）掌握基础医学、临床医学、电子学的基本理论、基本知识。

（3）掌握医学影像学范畴内各项技术（包括常规放射学、CT、核磁共振、DSA、超声医学、核医学、介入医学等）及计算机的基本理论和操作技能。

（4）熟悉有关放射防护的方针、政策和方法，熟悉相关的医学伦理学。

（5）了解医学影像学各专业分支的理论前沿和发展动态。

（二）社会能力

1. 素质结构

（1）有理想、有道德、遵纪守法、爱岗敬业。

（2）具有良好的体态和仪表。

（3）具有健康的身体和心理。

（4）具有较强的人际沟通和协作能力。

（5）具有继续学习和适应行业发展变化的创新能力。

2. 社会能力

（1）敬业爱岗、追求卓越、诚实守信、尊重他人的职业道德。

（2）开拓创新、严谨务实、吃苦耐劳的工作作风。

（3）人际交流和团队协作能力。

（4）自信心、社会责任心。

（5）法律和质量意识。

（6）妥协能力。

（三）方法能力

（1）自主学习和拓展能力。

（2）决定和计划能力。

（3）信息获取和分析使用能力。

（4）时间管理能力。

（5）评价能力。

（四）资格证书

1. 毕业证书：具有学籍的学生，学完培养方案规定的全部课程，取得规定的学分，并完成培养方案规定的全部实践性环节，且成绩合格者，发给此证书。

2. 职业技能证书：学生可选择性地参加职业资格认证考试，经考试合格可获得放射技士职业资格证。

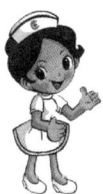

三、收获成功的喜悦——成功案例

案例 1

赵某，2005 年就读某卫校医学影像专业，在校期间成绩优异。毕业后到广州一家医疗器械设备有限公司工作，前两年从事医学影像设备维护工作，第三年升职成为主管技师，2013 年成为公司总工程师。

案例 2

方某，于 1995 年进入某卫生学校医学影像专业学习。在校期间专业课程优秀，并积极参与校内各社团活动，多次获校内奖项。于 1998 年毕业。毕业后就职于宁明县桐棉乡卫生院，通过不断学习提高，现今任院长一职。　　（温彬斌、虞文新、王锦丹、赵忠玲）

服务类专业

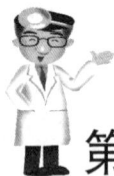

第十五章
中医康复保健专业

第一节　认识专业

　　中医康复保健专业是培养掌握传统和现代康复基本理论及基本操作技术，能独立进行康复保健操作的实用型技术人才的新兴专业。全区共有 8 所中职学校开设该专业，分中医美容和推拿按摩两个方向招生。该专业是目前中职教育中就业最好的专业之一。近年美容方向的学生更是供不应求。

　　健康保健事业的快速发展，需要一大批能直接提供康复保健服务的初中级中医康复保健人才。同时，随着经济的快速发展，美容行业也以惊人的速度在发展，"美丽经济"的大发展已成气候。我们还可以看到，全世界几乎所有美容化妆品牌和公司都进入了中国，国外最好的最新潮流的美容化妆产品、科技、服务和理念都纷纷在中国亮相，抢占市场。

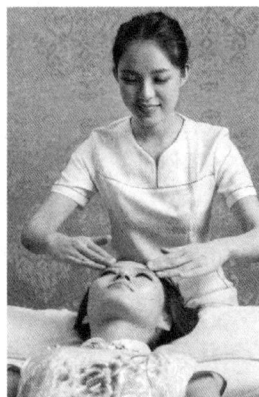

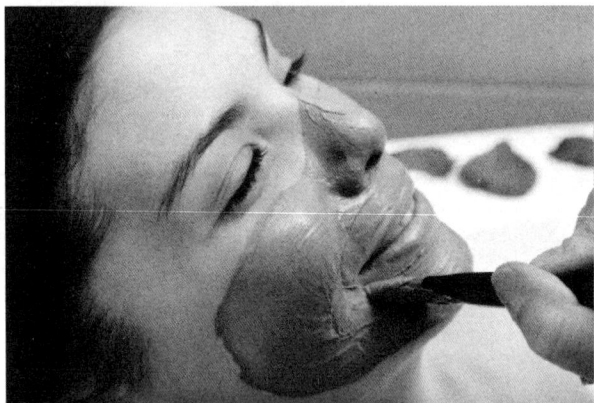

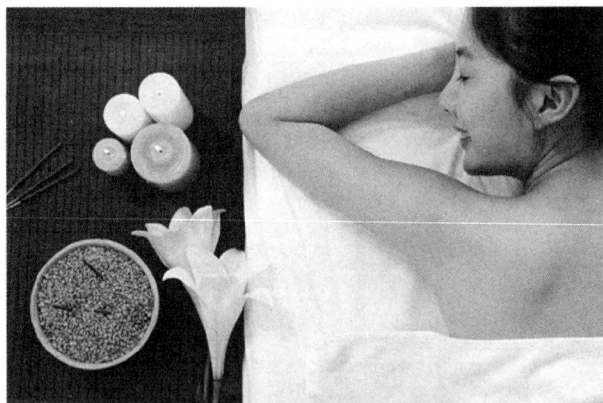

第二节　丰富的学习生活

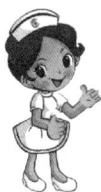

一、你我的共同约定——入学条件

应届、历届初中和高中毕业生。

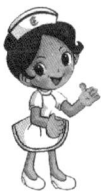

二、我们的美好期许——目标与学制

（一）培养目标

本专业培养掌握系统的中医基础理论、中医临床各科理论、中医康复理论和基本技能，能运用中医药、推拿按摩、针灸、中医养生功能锻炼、体育疗法等技能开展康复保健、理疗的技师，以及掌握医疗美容技术专业必备的基础医学知识和医学美学相关知识、医疗美容基本理论和专业技能，主要在医疗美容机构、生活美容机构及化妆品（代理）公司等岗位的医疗美容技师、医疗美容咨询师、美容顾问及美容导师。

（二）学制

学制 3 年，其中校内学习时间为 2 年，毕业实习时间为 8 个月。

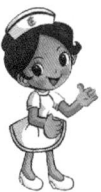

三、丰富的知识内容——知识模块

（一）知识模块

1. 美容方向

主要课程	公共基础课程模块	职业生涯规划　职业道德与法律　经济政治与社会　心理健康 哲学与人生　安全教育　语文（含文学欣赏） 数学　英语　计算机应用基础　体育
	专业基础课程模块	中医基础理论　美容解剖学基础　生理学基础　美容药物学
	专业课程模块	专业认知教育　美容皮肤科学　中医妇科学　面部美容护理 化妆　美甲技术　推拿技术　中医养生调理 美容新技术　销售　客户管理　营销策划
	专业拓展课程模块	接待　美容营养学　美容心理学　普通话　美容企业操作流程（订单单位）
	选修课课程模块	课内选修课程：人际沟通　美容营养学　美容企业经营管理与策划　美容企业操作流程（订单单位） 课外选修课程：人际沟通大赛　创新设计大赛　企业文化讲座　生产技术讲座　创业与就业讲座　顶岗实习讲座　参加全国高校计算机联合考试　中级美容师　中级推拿按摩师　中级化妆师技能证书培训

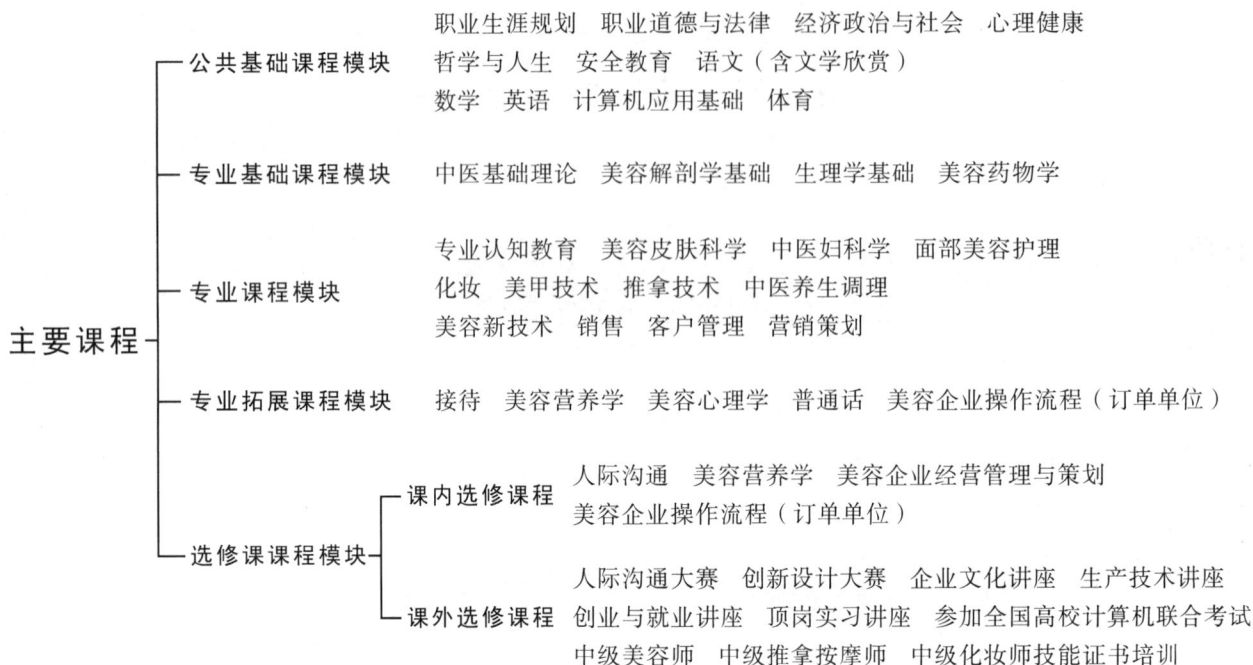

2. 推拿保健方向

主要课程：中医学基础、中药学、方剂学、经络学、解剖学、腧穴学、推拿学、针灸学、中西医临床各科理论、体疗学、足底反射学、中医美容学、杵针治疗学等三十余门课程。

（二）毕业实习

1. 实习地点：医疗美容机构、生活美容机构。

2. 实习时间：72 周。

3. 实习内容：美容企业操作流程 4 周、美容化妆 8 周、美容美体 20 周、中医推拿 20 周、美容护理技术 20 周。

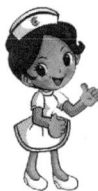

四、多样的工作体验——岗位描述

岗位名称	岗位描述	素质与能力要求
1. 美容师 2. 美体师	接待顾客→顾客沟通→卸妆→洁肤→去角质→修眉→按摩→仪器使用→基本养护→面膜→精油（肩、颈、背、手臂、胸、腹部）→面霜→眼霜→护后咨询	掌握面部、身体、背部、胸部（丰胸）、腹部（减肥）、手足、眼部、唇部等部位的护理操作，面部清洁、仪器使用、按摩、面膜等。具备良好的竞争意识、服务意识

续表

岗位名称	岗位描述	素质与能力要求
3. 美容咨询师	接待→问候→问诊→询问现在主要的美容项目是什么→以往的治疗方法→治疗地方→介绍自己美容企业的治疗方案→坚定效果→展望未来→预约	掌握皮肤性质及分类对应的护肤方法，熟悉美容常用方法、步骤、注意事项及护肤后效果，具备沟通能力及良好服务意识
4. 美容技师	接待→与顾客沟通→确定项目→开处方→整理美容床→指导顾客卧床－物品准备→操作措施→居家护理要点	掌握皮肤性质及分类对应的护肤方法，熟悉美容常用方法、步骤、注意事项及护肤后效果，具备沟通能力及良好服务意识
5. 美容顾问 6. 美容技术 总监	备课→必备专业知识和技能→下店→分析学员层次→合理设计课程→讲解产品的功能→使用方法以及优缺点等知识进行实操演示→指导美容机构使用该产品→根据学员心理合理引导学生、学员→成绩效果评价→销售→回访	掌握美容护肤具体操作，包括表层清洁、深层清洁、按摩、面膜、爽肤等。掌握不同类型、不同部位皮肤护理方案制订，能够指导美容护肤操作，能很好与人沟通，具备较好的应变能力

第三节 驶向成功的彼岸

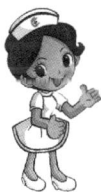

一、选择幸福的航线——学历提升与就业指导

（一）学历提升

1. 套读函授大专

即就读中职的同时，套读函授大专。函授大专一般每年8月份网上报名，10月份参加成人高考考试，次年1月份录取。函授大专的课程穿插安排在中职学习中完成。中职毕业时，同时可以领取国家承认学历的函授大专毕业证书。取得大专毕业证书后，可继续参加成人高考报读本科，有机会取得学士学位。本科毕业后可以报读在职研究生班，有机会取得硕士学位。

2. 参加"对口"高考

"对口"高考即专门针对中职学生参加"对口"高考后录取进入高职院校的绿色通道，学制为全日制。一般在每年3～4月报名，由高职院校自主出题对报考的中职学生进行综合测试，择优录取。

（二）就业指导

主要面向综合性医院康复科、康复医院、亚健康中心、保健中心、体育运动队、社区康复机构各级医院美容科、推拿科、治未病中心、美容院、社区医院、疗养院、专业康复保健中心、芳香理疗馆、SPA会所、社区康复保健机构、社会福利机构、精油厂家、大型化妆品公司等，从事中医美容、中医推拿、芳香理疗、健康管理、产品销售等工作。

（三）考证与晋升

1. 职业技能鉴定证书（美容师、按摩师）

职业技能鉴定是国家职业资格证书制度的重要组成部分，是一项对劳动者职业技能水平的考核活动，属于标准参照型考试。

（1）职业资格证书的用途

职业资格证书是劳动者求职、任职、开业的资格凭证，是用人单位招聘、录用劳动者的主要依据。

（2）鉴定等级

美容师的国家职业资格等级分为初级（五级）、中级（四级）、高级（三级）、技师（二级）、高级技师（一级）共五个等级。

按摩师的国家职业资格等级分为初级（五级）、中级（四级）、高级（三级）、技师（二级）、高级技师（一级）共五个等级。

2. 提升路线

①技术线：初级→中级→高级→技师→中级技师→高级技师→技术总监

②管理线：组长→主管→店长

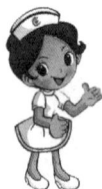

二、竞争的黄金法则——企业用人标准

（一）专业能力

1. 知识结构

（1）具有必需的文化基础知识；

（2）掌握必需的基础医学、中医基础知识和中医保健、经络养生、美容美体保健基础知识；

（3）掌握必需的现代养生保健及营养知识；

（4）掌握与本专业相关的人文、社会等方面的知识。

2. 能力结构

（1）具有运用中药、针灸、推拿、食疗等方法进行养生保健的基本技能；

（2）具有开展养生、保健、健康指导及居家宣传教育的能力；

（3）掌握各项护肤美容及化妆的基本理论操作技术和方法，熟悉各类皮肤特点、护理程序及操作方法，具有规范地进行皮肤健康美容的指导能力；

（4）具备对常见损容性皮肤疾病的保健知识和配合美容医师予以诊疗的能力；

（5）具备一定的美容外科手术期的护理知识和基本技能；

（6）了解国内外医学美容的信息与动态，具有一定的美容美体连锁店经营和管理能力。

3. 素质结构

（1）有理想、有道德、遵纪守法、爱岗敬业；

（2）具有良好的体态和仪表；

（3）具有健康的身体和心理；

（4）具有较强的人际沟通和协作能力；

（5）具有继续学习和适应行业发展变化的创新能力。

（二）社会能力

（1）敬业爱岗、追求卓越、诚实守信、尊重他人的职业道德。

（2）开拓创新、严谨务实、吃苦耐劳的工作作风。

（3）人际交流和团队协作能力。

（4）自信心、社会责任心。

（5）法律和质量意识。

（6）妥协能力。

（三）方法能力

（1）自主学习和拓展能力。

（2）决定和计划能力。

（3）信息获取和分析使用能力。

（4）时间管理能力。

（5）评价能力。

（四）资格证书

1. 毕业证书：具有学籍的学生，学完培养方案规定的全部课程，取得规定的学分，并完成培养方案规定的全部实践性环节，且成绩合格者，发给此证书。

2. 职业技能证书：学生可选择性地参加职业资格认证考试，经考试合格可获得以下证书。

（1）中级美容师技能证书（中华人民共和国劳动和社会保证保障部）；

（2）中级按摩师技能证书（中华人民共和国劳动和社会保证保障部）；

（3）中级化妆师技能证书（中华人民共和国劳动和社会保证保障部）。

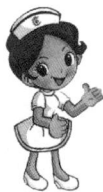

三、收获成功的喜悦——成功案例

案例 1

文某，于 2006 年进入某市卫生学校中医康复保健专业（美容方向）学习，她的专业课程成绩优秀，积极参与校园内各项社团活动，曾担任校学生会纪律部副部长，同时还是学校礼仪队成员。她于 2009 年

3 月进入某国际美业实习，实习期间通过公司系统培训，并经个人努力于实习期结束后成为该国际美业正式员工，2011 年 6 月成为旗舰店技术组长，2012 年 10 月成为旗舰店咨询顾问，2014 年 3 月起开始担任旗舰店店长。

案例 2

李某，于 2009 年进入某卫生学校中医美容专业学生，2011 年 2 月开始进入一家经络养生馆实习，因在学校有良好的医学美容基础，进入团队后经过系统的培训，2011 年 12 月成为正式员工，2012 年 5 月从学校毕业，2012 年 10 月成为小组组长。　　　　（温彬斌）

第三篇 就业篇

——未来之帆的远洋

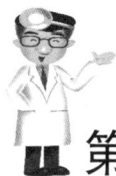

第十六章
正确对待就业

第一节 树立正确的就业观

同学们在校勤奋学习文化知识和专业技能，不断提高自身素质，都希望毕业后能找到一份理想的工作。那么，中职生在职场上处于什么地位？应该树立怎样的就业观呢？

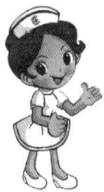

一、中职毕业生还愁找不到工作吗

教育部公布的 2017 年全国中等职业学校毕业生的就业情况：全国中等职业学校 2017 年毕业生总数为 360.63 万人，就业 347.62 万人，平均就业率为 96.39％，对口就业率为 72.01％。

为什么中职毕业生会有这么高的就业率呢？因为越来越多的企业和单位意识到"学历"和"人才"不能简单地画等号。一毕业就拥有一个甚至多个职业资格证书的中职生以踏实肯干、动手能力强、年龄较小、可塑性更强等特点在职场上占据明显优势。有人说中职生学历低，就算找到工作也没有发展前途。这种说法并不正确。中职生在毕业初期可以作为技术人员，参加工作后因为年纪小可塑性强，可根据个人能力特长进行有针对性的培养，逐渐成长为有专业技术及管理能力的中层管理人员。现在在全国各地活跃着的中坚力量中中职学校的毕业生占有很大的比例。

举一个例子。今年年初，某乡镇卫生院需要一名护士，打电话到某卫生学校咨询，结果得到的答复是，即将毕业的护理专业学生都已经被用人单位预定了。目前不少基层医疗卫生单位急需懂得相关专业知识同时又具有较强操作能力的人才，而大学毕业生大多又不愿意到基层一线去，中职毕业生就成了"抢手货"。中职卫校的毕业生还愁找不到工作？

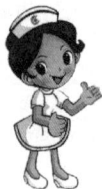

二、培养健康的就业心态，树立正确的就业观

还记得拔苗助长的故事吗？一个农夫种下了水稻，天天守在水田边，等着水稻长高，一天一天又一天……但是为什么水稻好像没有长高啊？农夫很着急，很想水稻马上长高马上结出稻穗，马上有白花花的大米。旁边的村民告诉农夫，水稻成熟是要时间的，要经过风吹日晒雨淋，经过重重考验，才能结出粒粒饱满的大米。农夫不相信村民的劝告，想了又想，他终于想到一个"最佳方法"，就是将稻苗拔高几分。这样水稻看起来是马上"长高"了。三天后，所有被拔起的水稻都死了。

为什么"长高"的水稻会死掉呢？因为事物都有它自己的发展规律，光靠愿望和热情是不够的，很可能效果还会与愿望相反。这个故事还启示一个道理："欲速则不达"。刚毕业的我们就像刚种下的水稻，需要经历磨炼，不断学习，不断完善，才能得到水稻成熟时的大丰收。

知 识 链 接

人生的奋斗目标不要太大，认准了一件事情，投入兴趣与热情坚持去做，你就会成功。

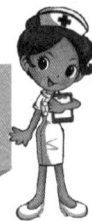

很多中职生一毕业就想获得好的工作，拿高额的工资，结果却常常事与愿违，于是感觉人生充满了失落，从此牢骚、抱怨不断。这是因为这些毕业生还没有摆正自己的位置，还没有清醒地意识到自己只是一名初出校门的中职生，在学校所学的知识、技能毕竟有限，有很多工作岗位是暂时难以胜任的。我们应根据自己的特点，制定符合自己实际的目标，从最基层最一线的岗位做起，投入兴趣与热情，坚持奋斗，要知道任何一位将军都是从普通士兵做起的。

也就是说，在校期间学校会教给你基本的职业技能，引导你形成正确的价值观，督促你养成良好的行为习惯，进入到岗位之后，要想得到发展，只有通过自己坚持不懈的努力。指望不劳而获，工作拈轻怕重，妄想一步登天的人永远不会有成绩。

第二节　直面人生，树立求职信心

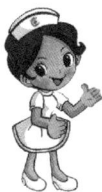

一、三百六十行，行行出状元

知识链接

余谨以至诚，于上帝及会众面前宣誓：终身纯洁，忠贞职守，尽力提高护理专业标准，勿为有损之事，勿取服或故用有害之药，慎守病人及其家属之秘密，竭诚协助医师之诊治，务谋病者之福利。

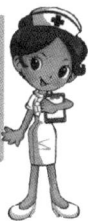

同学们，你们听说过上面这段誓言吗？知道它描述的是谁吗？

她是英国人的骄傲，英国人为她在伦敦树立了铜像。有诗人为她作诗，赞美她的精神之高贵，称她为女界的英雄。每年 5 月 12 日国际护士节就是为纪念她而设。她，就是弗洛伦斯·南丁格尔。

弗罗伦斯·南丁格尔，1820 年 5 月 12 日出生于英国一个富有家庭，父母博学多才，从小就给她良好的家庭教育，希望她能具备文学与音乐的素养，长大后从事相关工作。但成年后她立志成为一名护士，她的选择遭到了来自父母、亲友的强烈反对，因为在那个时代，护士的工作环境很艰苦。1850 年她终于力排众议，又说服母亲，慕名前往德国凯撒斯威斯的护士训练班接受三个月的护理训练，开始了她的护理生涯。

克里米亚战争爆发后，南丁格尔前往战地医院工作，她在那里夜以继日地辛勤工作，利用自己的智慧分析出了当时大部分军士死亡的病因。此后她用自己的实际行动，切实地提高了军队的卫生条件，赢得很多人的尊重。

1860 年，南丁格尔在英国圣托马斯医院内创建了世界上第一所正规护士学校——南丁格尔护士学校。随后还创办了助产士及济贫院护士的培训中心。她在医院管理、军队卫生保健和护士教育培训等方面都做出了卓越的贡献，被后世誉为现代护理教育的奠基人。1912 年国际护士会决定将她的生日定为国际护士节。

以上事例告诉我们，在我们选择就业的时候，可能有很多的岗位，你会觉得薪金不高，环境也不好，甚至还远离城市。但是不管我们选择哪一个岗位，只要你兢兢业业努力耕耘，一定会像金子一样发光。正所谓：三百六十行，行行出状元！

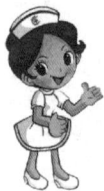

二、先相信自己，然后别人才会相信你

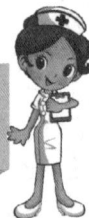

知识链接

先相信自己，然后别人才会相信你。

——罗曼·罗兰

很多同学在刚踏入中职学校的时候都很自卑，觉得自己初中成绩不好，现在读了中职，学历又比别人低，找工作的时候更加自卑。面试的时候头都不敢抬起来，更不敢说自己的学校和学历。我们来听一个故事吧：

中职生不逊于金字塔尖的学子

秦某，圆圆的脸上总是洋溢着热情、自信的笑容。她就是某人民医院内科护士长。当年一个中考600多高分的优秀初中毕业生，放弃了就读重点高中的机会，毅然来到某市一所卫生学校，她的梦想就是成为一名白衣天使！由于家庭经济的原因，妈妈长吁短叹，总觉得对不起女儿，她却对自己的选择毫不犹豫。

三年的专业学习，她对中职学校有了更透彻的认识、更执着的热爱。面对亲戚朋友对中职的误解，她理直气壮地说："中职生不是劣等生！我相信我们不会逊于从大学毕业出来的大学生们，当我们在各个岗位上发光发热的时候，会有羡慕和肯定的眼光向我们投来！"

毕业十多年来，从护士到护师、主管护师，到护士长；从中专毕业到大专、本科，到在职研究生；从优秀团员到"微笑天使"，到优秀护士、先进工作者，她在人生的道路上从来没有停止过追求，取得了一次又一次成功！

就业的时候，你想要得到一个满意的工作岗位，首先你必须相信自己能胜任这份工作，并能够在这个岗位上充满热情地去奋斗去拼搏。所以，请将自信的一面展现，一切从相信自己开始！

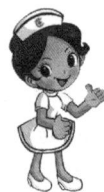

三、人生最可怕的敌人，就是没有明确的目标

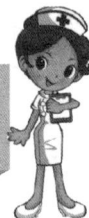

知识链接

人生最可怕的敌人，就是没有明确的目标。

——罗曼·罗兰

很多毕业生在选择职业时，不知道该找什么工作，因为旁边太多人给建议了，爸爸说这个工作好，妈妈说那个工作好，老师说你是我最喜欢的学生，我希望你怎么怎么样……更多的困扰是身边的同学、朋友找的工作在大城市，有着丰厚的酬金，要是我的工作不比他们好我就没有面子，不敢出去见人。其实，真正的好工作，是最适合你的工作，对别人适合的岗位对你未必是适合的。所以择业定位的关键就在于看它是否真的适合自己，以及它对于自己来说成功概率到底有多大。我们再来分享下一个故事吧：

一个为自己人生目标奋斗十年的成功者

梁某小时候的梦想就是当一名医师，他一直都是向着自己的人生目标奋进。其实医师在周围人的眼中看来，是大学毕业才能干的。由于中考成绩不理想，毕业后他从广东来到广西某市一所卫生学校就读，三年中职学校的成绩仍不理想，最差的一次是生物化学只考了 7 分，但他从未放弃做一名医师的理想。中职毕业后他没有像其他同学那样急于去打工或开诊所挣钱，而是继续读书深造，从中专、大专到本科逐级取得了学历；从一甲、二甲到三甲医院逐级进修；从针灸推拿、清创缝合到外科手术逐级去学习掌握；从见习医生、助理执业医师到执业医师逐级获得执业资格。今天，不少同学已弃医经商，他却有了更高、更新的目标：回广东去开一家私立医院！让我们祝愿他取得成功！

要想开创不一样的人生，必须从选定目标开始。只有越早明确你的理想，越早明确你的方向，才能越少走弯路。

第三节　做好角色转换，迈出充满希望的职业生涯第一步

当你过关斩将，闯过求职的种种隘口，迎来的是让你热血沸腾的心仪的工作岗位，同时也是环境与角色的全方位转换。你会到一个令你兴奋但陌生的地方，开始一段令你期待的全新的职业旅程。初入职场的你，面对与校园生活完全不同的环境与角色定位，有很多东西需要学习与适应，既然环境无法改变，那么首先需要调整的便是自己。

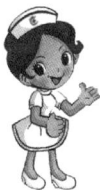

一、角色转换第一步——别指望上司容忍，正视自己的错误

一个刚走出校门的毕业生，由于经验不足，能力欠缺，在工作中出现了失误，受到上级的严厉批评，他很不开心，没心思工作。下面是他与朋友的一段对话：

朋友："你看起来很不开心，为什么呢？"

他："经理骂我了。"

朋友："你是不是工作没做好？"

他："即便工作没做好，他也不应该用那么恶劣的态度对我。我长这么大，连我爸我妈都没对我大声喊过！"

朋友："那你希望怎么样？"

他："我希望我下次再犯错时，他的态度能好点儿！"

从对话中我们可以看出这位毕业生的三个想法："我出错是难免的；我以后还会出错；我再出错时，要改的是经理而不是我，因为是他应该提高自己的管理艺术。"

试问抱有这种想法的毕业生下次再做同样的工作、重复同样的错误时，上级对他的态度会好一些，还是会更严厉一些呢？

职场人士正确的说法应该是："我今天工作出错了，上级严厉地批评我，我很不开心。但是我下次一定把事情做好，让他说不着。"

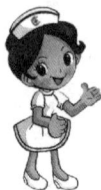

二、角色转换第二步——改掉小毛病，不可以再随便犯错

小明喜欢玩网络游戏睡懒觉，常常迟到、旷课。班干、老师屡次劝说都没有效果，考试常常不及格，是补考考场的常客，甚至还因旷课和多科不及格留过级。

终于毕业了，到了医院工作的小明依然我行我素。上班迟到是家常便饭，还常常因为通宵玩游戏而旷工缺岗，护士长多次批评并下了最后通牒："再迟到就等着被解雇吧！"

小明不敢再睡懒觉了，但是玩网络游戏的习惯还是改不了。这天，小明玩了一个通宵，到医院上班时昏昏欲睡，结果给病人输错了药水，导致了病人的死亡。小明也因此受到了经济和刑事处罚。

这是多么沉痛的教训啊，小明在学校迟到、旷课、成绩不好并不会给班级和学校带来太大的影响，影响的只是自己。而到了工作单位，你的一个小失误就很有可能造成单位的经济损失甚至是病人生命的丧失！在校园里不怕犯错，但是成为职业人后，必须学会服从领导和管理。职业人如果在工作中犯了错，就要承担成本和风险责任，承担相应的社会和法律责任。

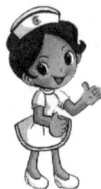

三、角色转换第三步——改变了环境也要改变自己，让我们的心灵一起成长

有一位卫生学校的学生小琪，长期担任班长、团支部书记，学习成绩优秀，是备受关注的校园红人。毕业后分到某市一所医院药房当一名药剂师，同样受到领导的关注和同事的青睐。然而，工作没多久她就开始厌烦在医院的工作了。看到医药代表工作时间自由，工作方法灵活，收入更高，于是决定换工作。可是，才当了一周的医药代表，有一天，她回到办公室伏桌哭泣。经理关切地问："怎么了？"她非常委屈地说："那些药剂科的人，他们，他们竟然……"经理开始担心，着急地问："他们怎么样了？是不是欺负你了？"她非常痛心地回答说："他们竟然不理我！"经理长舒了一口气："他们不理你，你打算怎么办？"她坚定地说："他们不理我，我就再也不理他们！"经理心里凉了，你再不理他们了，可这药谁买呢？于是安慰说："要不你还是别难为自己了，回医院继续工作吧！"她开始号啕大哭，经理吓了一跳，关切地问："还有谁惹你生气了？""你！"经理不解："我劝你别干了，是为你好呀。"她又愤怒地说道："要是不干，也得我先说！凭什么你先说出来？"经理连忙说："好！好！我收回刚才的话，请你先说。"她立马冲经理大声说："我不干了，我立刻辞职！"经理点头表示同意，心里想：你快走吧，我的姑奶奶！

　　小琪没有意识到，自己集喜欢、怜爱、恭维于一身，是因为自己是父母疼爱的女儿、是常人喜欢的漂亮女人，而从药剂师到药品推销员，是职业上的转变，从人求于我到我求于人，工作性质完全改变了。她参加工作以及职业改变之后，心灵并没有成长，还是一个小孩子的心态，抱怨别人、抱怨环境。如果不及时调整心态，将会在职场上受到更大挫折。

　　心灵成长的标志是不再抱怨环境，不再抱怨父母、领导和同事，不再抱怨客户，也不再抱怨自己，对自己的职业生涯负起责任，为自己、为家庭、为企业、为社会创造物质财富和精神财富。

　　这场说走就走的就业旅行就要到来了，聪明的同学们，你们为这场旅行做好准备了吗？如果准备好了，就扬起你们青春的风帆，在希望的海洋里乘风破浪，寻找你们理想中的岛屿吧！

（陈小博、邓芝伶、唐艳、迟芙蓉）

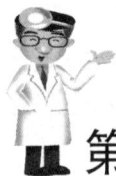

第十七章

求职准备

第一节　机会总是留给有准备的人

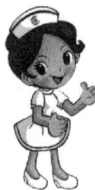

一、自信的源泉

　　求职是每位中职生走出象牙塔步入社会必经的一场战役，要想在大浪淘沙般的面试洪流中乘风破浪，脱颖而出，手中必须握有利刃——优秀的专业素养。面试官一般会从应聘者在校期间的成绩，实习期间的评价，以往的工作经验，是否获得相关的资质如护士资格证、药师证，以及面试前招聘单位的统一考试成绩等几方面来做综合性的评估。专业知识是用人单位选择人才的基础，优异的成绩，良好的社会实践表现无疑是用人单位首要考虑的项目。

　　职场中光会专业技能就够了么？答案是远远不够！专业技能是你获得工作的利刃，职业素养则是经受面试官各种考验的盾牌，其中包括敬业精神和团队精神。

　　你热爱你的工作吗？在工作中你能够不怕苦不怕累吗？你能够不断提升自己的专业水平，并用行动捍卫工作单位的形象和利益吗？敬业精神是做好工作的内在动力。

　　团队精神也很重要。一个集体中，若人人都把个人的利益放在首位，只顾着自己轻松惬意多赚钱，相互拆台，就像三个和尚没水喝那样，再简单的事情都变得无法实现；但如果人人都以集体的利益为重，互相帮助，如同一根筷子易折断而十根筷子却难以撼动的道理一样，大家凝聚团结在一起，再大的困难也就显得微不足道了，这就是团队精神！

　　有了过硬的专业技术，再加上良好的职业素养，你就持有了两块抵御外界种种攻击的盾牌，就必然能在职业生涯中无往不利，成为受用人单位欢迎的人才。

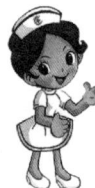

二、我们的选择

　　是不是学护理就只能成为护士，学药剂就只能成为药剂师呢？中职毕业生在择业的时候往往会陷入这样的困惑。一个专业决不会只为一种职位设置！掌握就业去向可以拓宽我们的就业范围，使求职的成功率大大增加。

中职专业就业去向表

专业	相应执业资格及职业资格	就业去向
护理类（护理、中医护理、助产）	护士、养老护理员、育婴员	医院、社区卫生服务中心、诊所、养老院
药学类【中药、药剂（制药工艺、医药营销）】	药师、医药商品购销员、制药工	医院、制药厂、药店
医疗类（中医、针灸推拿专门化、农村医学）	助理执业医师	医院、社区卫生服务中心、乡镇卫生院、诊所、养老院
医技类（检验、影像、口腔）	检验技师、影像技师、口腔修复工	医院、医疗器械公司、义齿加工企业
服务类（中医康复保健、美容）	保健按摩师、美容师	养生保健机构、美容机构

　　仔细阅读上面的去向表，你应该已经注意到了，无论你学的是哪一个专业，医院都不是你唯一的就业选择，你还可以选择和你的专业相关或相似的工作，有能力和资金的甚至还可以考虑自己创业。在中职医疗卫生行业中自己创业成功的案例比比皆是。

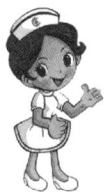

三、成功的求职之路

（一）就业信息的获取

　　随着市场经济的发展，自己找工作成为每个人就业的必经途径。我们可以通过招聘会、媒体、网络甚至是中介机构来获取用人单位的招聘信息。掌握多种获取信息的方法会使我们的求职之路事半功倍。

就业信息获取途径对比表

渠道	方式	优点	缺点
招聘会	某地区或全国各大用人单位集中起来的大型招聘活动	招聘单位量多、集中	行业多，资质良莠不齐，时间短

续表

渠道	方式	优点	缺点
媒体	电视广告，报纸分类广告，街头海报	传播广泛，不受时间和地域限制	
人际关系	老师、亲戚、同学、朋友的推荐	老师的推荐可靠程度较高，可获得一些隐性的就业机会	局限性大
网络	招人单位的官网、就读学校的官网、专门的招聘网站	信息量大，方便、快捷	易泄露个人信息，可能存在陷阱
中介机构	以营利为目的，介绍工作为主要职能的机构	可以得到就业相关的服务	需要支付一定的报酬，可能存在陷阱

无论你通过何种方式获就业的信息，你在求职前都必须做好以下工作：

（1）确立目标。在应聘前应该明确自己想干什么，能干什么，做到有的放矢。在如天上繁星之多的用人单位中盲目找寻，无疑是海底捞针，浪费时间。

（2）知己知彼。找到自己心仪的工作单位和职务以后，应该多方面了解用人单位的信息，比如建立时间，组织构成，工作性质，企业文化，福利待遇，等等，做到知己知彼，百战不殆。

（3）练就火眼金睛。防止被骗只要掌握一个原则，那就是：保持清醒，脚踏实地！应聘者大多数都是刚刚毕业的年轻人，行骗者往往是利用应聘者阅历浅，急于求成、好高骛远、占小便宜等心态而成功。应聘的时候一定要留个心眼，对招聘信息的可靠性和真实性一定要再三考察，切不可被高薪、低门槛、高福利等诱惑冲昏头脑。

（二）个人资料的准备

用人单位的招聘一般分两个阶段，第一个阶段是初步筛选，就是将应聘者的毕业生就业推荐表、简历、求职信等个人纸质资料进行筛选，留下少部分符合招聘要求的进入第二阶段面试，或面试后结合个人资料进行综合评定。因此能否成功晋级，纸质资料的准备就显得尤为重要。

（1）毕业生就业推荐表

以表格的形式涵盖了应聘者的个人基本信息及联系方式，特别是应聘前在校期间的各种情况，包括学习成绩、实习情况、获奖情况及班主任和学校的评语，比较立体和全面地表现应聘者的各方面情况。

××学校_____级全日制毕业生推荐表

1. 基本情况					
姓名	性别	出生年月	民族	政治面貌	相片
专业名称	学制	毕业时间	健康状况	身高	

2. 在校期间任职情况	
3. 在校期间获奖情况	
4. 班主任鉴定	

5. 联系方法					
联系电话		QQ		E-mail	
家庭住址					

6. 特长爱好	

7. 实习经历			
实习单位		实习时间	

8. 专业技能水平			
计算机水平		其他技能水平	
9. 所在班级		是否报读大专	
10. 在校任职情况			

续表

11. 学校推荐意见	××学校招生就业办公室 年　　月　　日

12. 在校各科成绩

	科目	考试方式	成绩	科目	考试方式	成绩
第一学年						
	科目	考试方式	成绩	科目	考试方式	成绩
第二学年						
实习成绩						

（2）简历

一般以表格的形式呈现，内容包括个人信息、教育背景、特长、获得荣誉等。长度以不超过 2 页为宜，文字过少无法突出自己的特点，文字过多难以让面试官抓住重点。一份经过精心制作，新颖别致的简历，会给面试官留下良好的印象。

个人简历表

个人简历						
应聘职位：						
姓名	性别	出生年月	民族	政治面貌	健康状况	身高
毕业学校		学制	专业名称		毕业时间	学历
教育背景						
实习经历						
获奖情况						
特长爱好						
计算机水平				其他技能水平		
联系电话				家庭住址		
自我评价						

（3）求职信

<table>
<tr><td></td><td style="text-align:right">┌─────────────┐
│ 联系方式 │
└─────────────┘</td></tr>
</table>

```
┌───────────────────────────────────────────────────────────┐
│                                          ┌──────────────┐   │
│                                          │   联系方式   │   │
│                                          └──────────────┘   │
│  称呼：                                                     │
│      正文：求职信息的来源                                   │
│            自己的求职意向                                   │
│            个人的基本情况，尤其是说明自己为什么能胜任这份工作 │
│      结尾：表达希望获得面试机会和敬意                       │
│            此致                                             │
│  敬礼                                                       │
│                                          署名               │
│                                          日期               │
└───────────────────────────────────────────────────────────┘
```

无论是何种形式的个人资料，一定要掌握一个原则，就是真实、简洁和突出个人特点。

第二节　技巧支招让你脱颖而出

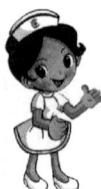

一、面试的基本程序

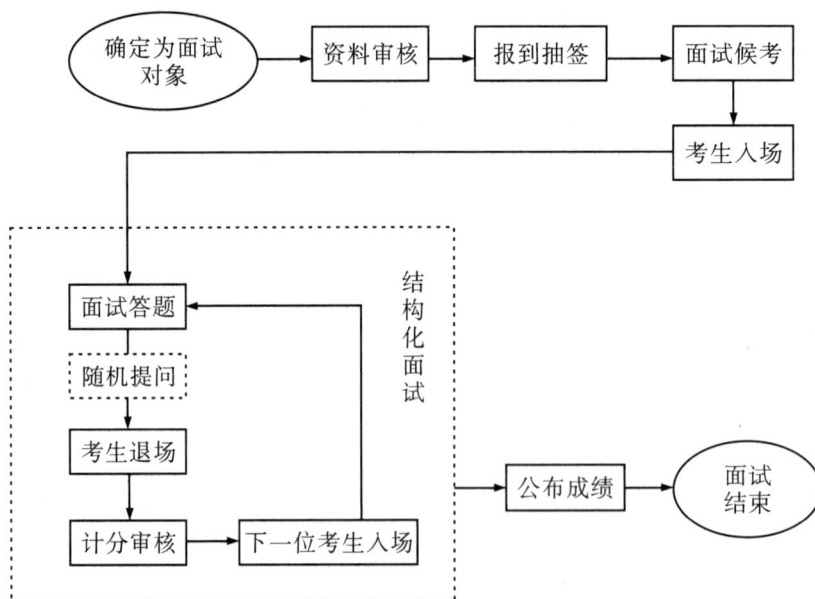

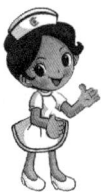

二、面试支招

"要想不翻船，得让对方先晕船"。你要善用晕轮效应，给面试官留下良好的第一印象。晕轮效应最早是由美国著名心理学家爱德华·桑戴克于20世纪20年代提出的。他认为，人们对人的认知和判断往往只从局部出发，扩散而得出整体印象，也即常常以偏概全。一个人如果被标明是好的，他就会被一种积极肯定的光环笼罩，并被赋予一切都好的品质；如果一个人被标明是坏的，他就被一种消极否定的光环所笼罩，并被认为具有各种坏品质。这就好像刮风天气前夜月亮周围出现的圆环（月晕），其实，圆环不过是月亮光的扩大化而已。据此，桑戴克为这一心理现象起了一个恰如其分的名称"晕轮效应"，也称作"光环作用"。晕轮效应不但常表现在以貌取人上，而且还常表现在以服装定人的地位与性格，以初次言谈定人的才能与品德等方面。在对不太熟悉的人进行评价时，这种效应体现得尤其明显。

面试是两个基本陌生的人短暂接触后即作出判断和选择的过程，好的第一印象往往是面试成功的关键要素，因此如何在面试官面前树立良好的第一印象就显得极为重要。要想不翻船，得让对方先晕船。以下介绍面试时的三个招式给大家。

（一）招式一：面试表现之"外在美"

1. 面试着装

一个有涵养的人，无论是做何事都会注意时间、场合、对象和目的。俗话说佛靠金装，人靠衣装。应聘的时候着装要求大方得体，给人以稳重、干练的感觉，拒绝"非主流"。

（1）颜色：男士宜选择深色或深蓝色，领带的颜色要明亮但不可太过花哨。女士不宜选择过于耀眼的大面积的荧光红或荧光黄，也不要太过暗沉。

（2）款式：男士以西装为主，切不可穿背心和短裤，衬衫要保持平整，领带宜选用立体条纹，长度到皮带扣处，不使用领带夹；女士以长袖套装为主，不可穿短裤、短裙，着装不宜太紧、太透、太露，领口不宜过低，内衣颜色不外透，以免给人轻佻的感觉。

（3）袜子：男士的袜子可选择黑、蓝或白色，颜色和图案不宜太花哨，长度到小腿，以坐下时长裤边沿不露肉为准。女士若穿裙子，切不可裸露腿部，以免给人以轻浮的感觉，应着接近肉色的丝袜。

（4）鞋子：以深色皮鞋为首选，应保持皮鞋的清洁与光亮，切勿穿运动鞋或休闲鞋。女士应选择粗跟中等高度的舒适皮鞋，过高的细跟鞋发出嗒嗒声会引发面试官反感，也避免情急之中崴脚或摔倒的尴尬场面。

（5）配饰：女士耳环不宜过长、过大、过于闪耀，男士皮带应选择皮质，颜色与鞋的颜色相同，不要在腰间挂手机和钥匙；面试过程中不戴太阳镜，或颜色较深的近视镜片眼镜；手表款式简洁，给人以朴素大方的美感，避免佩戴卡通造型或运动型的手表。对于医药行业工作者来说，绝大部分的工作场合是跟病人打交道，为防止交叉感染，任何的首饰，包括戒指、手链、耳环等是不允许佩戴的。因此，在面试过程中，尽量少佩戴首饰，避免削弱专业感。

2. 面试仪表

整洁、自信的仪表会给面试官留下良好的第一印象。作为一名医药卫生行业的工作者，更要注重个人卫生，以免给面试官留下不修边幅的坏印象。

头发应洗净梳齐，清爽整洁，没有头屑，不泛油光。女士可束发给人以干练的感觉，男士不留长发，以不挡视线、不遮耳朵、不碰衣服为准。发色以自然发色为主，不染发烫发。使用啫喱水等定型产品以无香型为宜，避免过强烈的气味引起面试官的不适。

面部是面试中注视的焦点，女士应化淡妆，着重修饰过黑的眼周及苍白的脸颊和嘴唇，以体现健康红润的气色。避免使用闪亮效果的化妆品，给人以浮夸的感觉而削弱专业感。男士应刮胡子，处理好过长的耳毛和鼻毛，清除耳道、鼻孔及眼角的分泌物。

手是人们工作学习使用最频繁的部位，也是人际交往中和他人直接接触最多的部位。干净、光滑的手往往会给人留下良好的印象。经常修剪指甲，长度不超过指尖，做到指缝、指甲无污垢。不涂指甲油，更不能使用指甲饰品。作为医药卫生行业工作者对于手部的要求应更为严格，这往往是面试官观察其专业素养的重点之一。

3. 面试礼仪

人际交往是人与人互动的过程，良好的礼仪不仅体现了良好的文化修养，也会为你的面试锦上添花。

（1）恪守时间

医药卫生工作是和生命打交道的行业，尤其是工作在一线的医生和护士，往往耽搁一分钟就可能导致失去一个鲜活的生命。这个行业更加突出地体现了时间就是生命。因此，作为一名优秀的医务工作者，恪守时间是良好的职业素养之一，也是面试官对求职者考评的一个重要项目之一。

面试时应提前15分钟到达会场，提前熟悉环境，了解面试相关事宜，也可避免突然的天气变化或者因交通堵塞而迟到。若是迟到，应真诚地道歉并简单说明一下迟到的缘由。千万不可慌张而导致表现失常，也不可一脸无所谓导致面试官认为你不重视这次面试。

（2）文明礼貌

在交流过程中多用文明礼貌用语，如"您好""请""谢谢""再见"等，这些礼貌用语可以打破陌生人之间尴尬僵硬的局面，也能使面试官心情愉悦。

（3）无声的战场

在进入房间的那一刻，面试就开始了。从进门到坐下开始交流，短短十几秒时间，应聘者的所有动作都有可能会纳入面试官的考评内容，稍有差池就会给面试官留下坏印象，可谓是应聘者无声的战场。

①敲门：速度适中而有节奏，切不可大力快节奏拍门，以免引起面试官反感。待面试官允许后方可进门。不敲门就直接进入，会给人以莽撞、不礼貌的感觉。

②关门：要轻声，尽量不发出声音，切不可用脚踢门的方式关门。

③步态：抬头，挺胸，直背，双手自然摆动，步幅适宜，速度适中，过大过快显慌张，过慢过小则显犹豫不决或没精神。

④微笑：能瞬间拉近陌生人彼此的距离，面部表情过于僵硬会使面试官与应聘者之间关系紧张，甚至是引起面试官的反感。亲切、温暖的笑容是成功面试必备的武器。

⑤站姿：抬头，挺胸，直背，双脚并拢，双手自然下垂。

⑥坐姿：入座要轻柔和缓，起立要端庄稳重，不可弄得座椅乱响，就座时头正、挺胸、腰挺，臀部可坐于椅子的前1/3，双脚不可过开。

这些小动作你有吗?

动作	坏印象
吐舌头	幼稚
搓手、拧手指	紧张、焦虑
双手交叉抱胸	准备进攻、傲慢
手插口袋	无所谓、漫不经心
叉腰	趾高气扬，不端庄
指指点点	趾高气扬
跷二郎腿	懒散
抖腿	紧张、急躁、注意力不集中

(二) 招式二：面试中不可忽视的嗅觉感受

人的身体有时会发出某种令人不愉快的气味，比如说口臭、腋臭、汗臭等，人际交往中有些人往往会忽视对方的嗅觉感受，而交往受挫。可常刷牙漱口、使用口腔清新剂或口香糖来祛除口臭；勤洗澡换衣，使用止汗露等消除体臭。也可使用香水，但香水的选择应以清新、淡雅为主，避免过于浓烈的气味给人以轻浮或不舒服的感觉。面试过程中若是发出令人不愉悦的气味，会给面试官留下"不爱干净"或"不稳重"的坏印象。

(三) 招式三：面试表现之"内在美"

1. 自信是敲门砖

在面试的过程中自信的应聘者往往能更吸引面试官的眼球，也更容易获得就业的机会。自信源于对应聘工作的了解和自身具有的高素质。

在面试过程中要避免紧张的情绪影响正常的发挥，不妨在见到面试官前做几个深呼吸稳定一下情绪；在面试过程中要注意说话的语速，千万不要因为紧张而语速过快，过快的语速不但容易出错，而且会让面试官难以抓住你说话的重点；音量要适中，太小的音量会让面试官觉得你底气不足。

面试是个在较短的时间内作出决定的过程，录用也许就在面试官一念之间，因此你的表现若让面试官如沐春风，那你就一只脚踏进了就职的门槛。

2. 自我介绍——突出自己的能力

应聘开始时，面试官往往会让你做一段简短的自我介绍，大多数应聘者会说自己叫什么，来自哪里，毕业于什么学校，平常的兴趣爱好等。这些信息在简历上都描述得很清楚。面试官一次应聘数个或者上百个求职者，这样千篇一律的自我介绍往往会使面试官感到厌倦，也容易忽视你的优点。

为了使面试官能在短时间内对你印象深刻，除了简单介绍个人的基本信息，不妨另辟蹊径，多谈谈你对应聘职位的认识和态度，你具有哪些优点和能力可以胜任这个工作。医疗卫生行业是一个健康所系、生命相托的特殊行业，需要有扎实的专业理论知识、高度的社会责任感和奉献精神，你不妨从这个角度为切入点谈谈自己有哪些个性特点适合所应聘的工作。

3. 谈话技巧

谈话是一种互动的过程，应聘者在面试谈话过程中要会倾听，而且是要有反应的倾听，要对面试官所讲的内容表现出兴趣，谈话过程中要面带微笑，两眼注视对方，时不时点头以表示赞同。有不同意见的时候，不要试图打断他的话，甚至更正他的错误。要表现出对面试官的礼貌和尊敬。

4. 回答问题技巧

提问是面试过程中考官有针对性地对应聘者的发问，是面试过程中了解应聘者的个性、素质等特点非常重要的环节。面试的精髓在于临场反应，应该做到尽可能地展示优点、掩饰缺点。当无所回避时，讲到优点不要太过张扬，要含谦虚之意；谈及缺点也不必太过回避，要含修正的毅力和决心。

只要我们能精心做好各项准备，打开面试官的感官，在视觉上令人愉悦，在嗅觉上不让人反感，在听觉上令人舒畅，扬长避短，迅速反应，你必将会赢得就业的机会。

（唐艳、陈小博、邓芝伶、迟芙蓉）

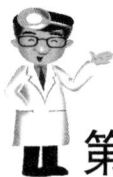

第十八章

就业手续及相关法律知识

第一节　中职生就业形势分析

　　近年来，在就业形势日益严峻的情况下，社会上却流传着这样一句话：本科生就业不如高职生，高职生就业不如中职生。的确，据统计，近几年我国大学毕业生的一次性就业率始终在75％左右徘徊，而中等职业学校（含职高、中专、技校）毕业生的一次性就业率早已突破95％！中职学校针对企业生产一线培养的技能型蓝领成为就业新宠。有些学校的毕业生甚至供不应求。与大学生"就业难"形成鲜明对比的是，中职生就业呈现越来越吃香的趋势。职业院校毕业生就业率呈现逐年上升趋势，中职就业率连续三年一直保持在95％左右。但中职生就业也存在以下问题：

　　一是对口就业率不高。

　　二是中职校毕业生劳动合同签订率低。

　　三是就业稳定性差，跳槽频繁。

第二节　就业协议的基本知识

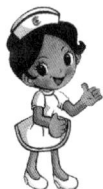

一、什么是就业协议书

　　就业协议书是毕业生和用人单位经过洽谈、协商，明确各自的权利和义务后达成一致意见的书面文书。其中也可以包括服务期、工作岗位、工作内容、工作条件、劳动保护、工资报酬、福利待遇、协议终止的条件和违反协议的责任等内容。就业协议书一式三份，由学校发给毕业生签字，用人单位盖章。学校及用人单位各保存一份，毕业生本人保存一份，作为办理报到、接转行政和户口关系的依据。

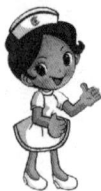

二、就业协议书的作用

就业协议书的作用主要有两个方面：一是办理就业报到证；二是确定用人单位和毕业生之间各自的权利和义务。

签订就业协议书是国家为规范毕业生就业工作，避免混乱，杜绝就业欺诈行为，维护毕业生就业工作严肃性，维护毕业生、用人单位和学校的合法权益而采取的一项必要措施。毕业生就业协议书每人仅有一份，必须认真妥善保管，不得丢失，如丢失需提出书面申请，到校就业指导办公室办理补办手续。

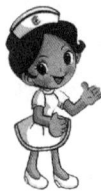

三、毕业生签订协议时应注意的问题

（1）要认真了解和掌握国家和就业省、市的就业政策以及学校的就业规定。

（2）慎重签订就业协议书。毕业生在与用人单位签订就业协议书前，要认真阅读协议书中的全部条款，特别是要清楚用人单位提出的附加条款，并了解清楚条款的内容和含义。特别要注意以下几点：

①查明用人单位的主体资格。所谓主体资格，就是指主体从事某项工作、职业、活动时依照法律或专业规范应当具备的相应资质。不具备相应主体资格的用人单位，其行为在法律上可以不被认可。

②了解用人单位有无独立用人权。

③了解用人单位的上级主管部门是谁。如果用人单位没有独立的用人权，除用人单位盖章外，还必须有其上级主管部门的公章。

（3）应尽量采用示范条款，同时毕业生要注意所约定条款的合理性和可接受性。如约定的条件是否合理，毕业生本人能否承受。毕业生与用人单位约定的备注条款，必须有毕业生和用人单位双方的签字，否则当发生争议时，备注条款很难发生作用。

（4）毕业生只能与一个用人单位签订就业协议书。

（5）对于自己的切身利益也应在协议中予以说明。如工作合同期限，试用期和转正后的报酬，是否按国家规定为自己缴纳保险等。

（6）注意与劳动合同的衔接。由于毕业生就业协议签订在先，为避免日后订立劳动合同时产生纠纷，应尽可能将劳动合同的主要内容体现在就业协议的约定条款中，并明确要求在今后订立劳动合同时应予以确认。

（7）对合同的解除条件做事先约定。毕业生就业协议一经订立，就对当事人具有约束力，不得随意解除，否则应承担违约责任。

（8）在与用人单位签约后，一定要将协议书交学校审核，并由学校在相应栏目中签署意见。毕业生与用人单位的协议如无校方的意见、签章则不具备法律效力。

第三节　协议争议的解决办法

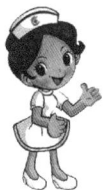

一、就业协议争议的解决办法

目前，关于毕业生就业协议争议问题时有发生，国家和各省还没有明确的就业法律规定。在实践中通常引起就业协议争议的主体是毕业生和用人单位。解决就业协议争议的主要办法如下：

（1）毕业生与用人单位协商解决。这种办法适用于因毕业生自身的原因引起的就业协议争议。毕业生当面向用人单位赔礼道歉，说明情况，赢得用人单位的同情、理解和谅解，经双方协商达成新的意向。

（2）由学校出面或由当地省级毕业生就业主管部门与用人单位进行调解。这种办法大多适用于因用人单位引起的就业协议争议。由学校或行政部门介入，针对纠纷予以调解，达成双方基本满意的结果。

（3）请求当地主管毕业生就业工作的部门协商解决。

（4）对协商调解不成的，毕业生可直接向人民法院起诉，由人民法院依法裁决。

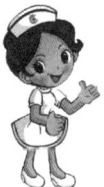

二、无效的就业协议的鉴别和处理办法

无效的就业协议是指由于存在一定的事由，虽然已经签订，却不具备法律约束力的就业协议。对于无效的就业协议可不必理睬它。一般常见的无效就业协议有以下几种情形：

（1）协议一方或双方不具备正当主体资格。毕业生主体资格不符合主要是指毕业生毕业于不具有合格办学资格的院校或不能取得毕业资格；用人单位不符合主体资格主要是指单位尚未登记注册或未经批准、单位已被注销、单位从事非法活动、特定单位无用人指标等。

（2）就业协议内容不正当或损害公共利益。主要指某些条款的规定违反法律规定的强制性规定。如试用期、工资待遇、性别、种族、宗教信仰等方面的歧视性规定。内容不正当可能导致就业协议全部或部分无效。一般全部无效的情况极少。在部分无效的情况下，其他条款仍然有效，无效条款由双方协商解决。

（3）恶意串通，损害集体、第三人的就业协议无效。

（4）附生效条件的就业协议，条件不成立时，协议不生效。

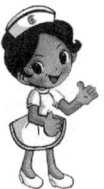

三、违约责任及毕业生违约的后果

毕业生违约，除本人应承担违约责任支付违约金外，往往还会造成其他不良的后果，主要表现在以下

几方面：

（1）就用人单位而言，用人单位往往为录用一名毕业生做了大量的工作，一旦学生违约，会给用人单位造成被动。

（2）就学校而言，用人单位往往将毕业生违约行为认为是学校的管理不严，从而影响学校和用人单位的长期合作关系。

（3）就其他毕业生而言，违约会影响其他毕业生的就业，造成就业资源的浪费。

第四节　毕业生就业报到手续的办理程序

毕业生毕业当年如已联系到就业单位的，则按下面程序办理就业报到手续：

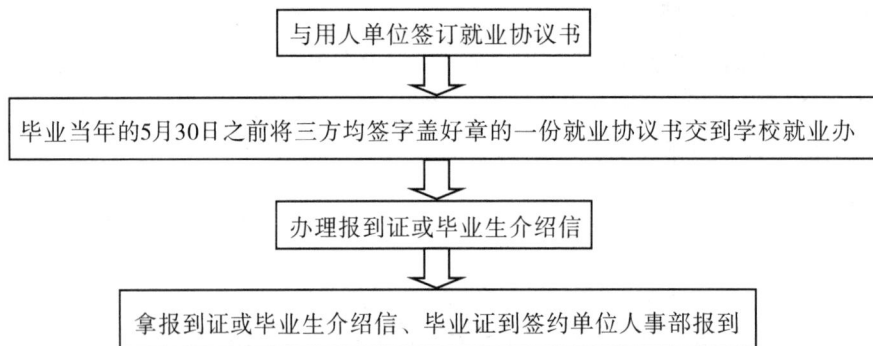

```
┌─────────────────────────────┐
│   与用人单位签订就业协议书   │
└─────────────┬───────────────┘
              ▼
┌──────────────────────────────────────────────┐
│ 毕业当年的5月30日之前将三方均签字盖好章的一份 │
│          就业协议书交到学校就业办            │
└─────────────┬────────────────────────────────┘
              ▼
┌─────────────────────────────┐
│    办理报到证或毕业生介绍信  │
└─────────────┬───────────────┘
              ▼
┌──────────────────────────────────────────────┐
│ 拿报到证或毕业生介绍信、毕业证到签约单位人事部报到 │
└──────────────────────────────────────────────┘
```

毕业生如果一直未找到工作单位或者有单位但单位不接收档案及户口，可以将档案和户口存到生源地人才交流中心进行人事代理。办理程序为：若未找到工作单位，则持报到证或毕业生介绍信和就业协议书直接与人才交流中心签订协议；若有单位但单位不接收档案及户口，让单位在就业协议书上盖章后，由人才交流中心在主管单位栏中盖章并将档案存放在生源地的人才交流中心。

第五节　毕业档案和户口人事代理

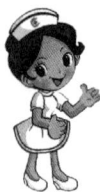

一、毕业档案有何用

有些中职毕业生由于对毕业档案的重要性认识不足，以为档案可有可无，为了省钱而非常不情愿将档案存放至人才交流中心去。殊不知，毕业档案对中职毕业生可是至关重要的！首先，可以保留干部身份。没有档案将来你在用人单位就不能转正，也不能确定工资级别，自然干部身份也就没有了；其次，养老保险、医疗保险、失业保险等国家强制推行的福利政策，职称评定、各种政审（如出国时的出国政审、考公务员时的政审）等，都是需要用到档案。因此，漠视档案，就会给自己的职业生涯造成非常大的影响。

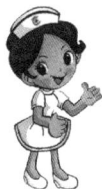

二、毕业生办理人事代理后享受哪些人事待遇

根据国家和广西壮族自治区有关文件规定，毕业生办理人事代理手续后，可以放心地到省内外一切用人单位工作，人力资源社会保障部门保障毕业生的合法权益。毕业生可以享受到国家规定的相关人事待遇，如保留干部身份，连续计算工龄，参加职称资格考评、办理落户手续等。

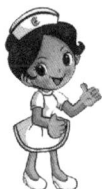

三、哪些毕业生档案应当由人力资源社会保障部门人才服务机构管理

毕业生档案管理工作，是干部人事管理工作的重要组成部分。根据中组部、人事部人发〔1996〕118号文件和桂人发〔1999〕71号文件规定，凡与股份制企业，外资企业、民营企业等非公有制企业签订就业协议的毕业生；择业期内暂未就业或自主创业、灵活就业的毕业生；自费出国留学或复习考研的各类毕业生等，均属管理范围，其档案必须统一归县以上人力资源社会保障部门所属人才服务机构管理。其他任何单位和个人不得擅自管理毕业生档案。

毕业生凭报到证或毕业生介绍信到人力资源社会保障部门人才服务机构报到后，无论到什么单位就业，工龄均从报到工作之日起计算。

第六节　劳动合同

劳动合同是劳动者与用工单位之间确立劳动关系，明确双方权利和义务的协议。劳动合同按合同的内容分为劳动合同制范围以内的劳动合同和劳动合同制范围以外的劳动合同；按合同的形式分为要式劳动合同和非要式劳动合同。

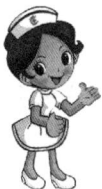

一、就业协议与劳动合同的区别

就业协议与劳动合同都是与就业有关的具有法律效力的文件，但就业协议不等同于劳动合同。二者的具体区别见下表。

就业协议与劳动合同的区别

区别	就业协议	劳动合同
主体不同	适用于应届毕业生与用人单位、学校三方之间。学校是就业协议的鉴证方或签约方	只适用于劳动者（含应届毕业生）与用人单位（不含公务员单位和参照实行公务员制度的组织和社会团体以及军队系统）之间，与学校无关
内容不同	主要是毕业生如实介绍自身情况，并表示愿意到用人单位就业，用人单位表示愿意接受毕业生，而不涉及毕业生到用人单位报到后应享有的权利义务	内容涉及劳动报酬、劳动保护、工作内容、劳动纪律等方方面面，更为具体，劳动权利义务更为明确
时间不同	毕业生就业之前签订，有限期从签订之日起到毕业生到单位报到为止	毕业生到用人单位报到后签订。毕业生在报到一个月之内必须与用人单位签订劳动合同
目的不同	是体现毕业生与用人单位就业意向的契约，主要作为毕业生人事关系转接和户口迁移依据	进一步确定双方在劳动时间、岗位、报酬、劳动保护等方面的权利和义务，是劳动者保护自己合法权益的依据
适用法律不同	如发生争议，除根据协议本身内容之外，主要依据现有的毕业生就业政策和法律对合同的一般规定来加以解决	依据《劳动法》来处理争议

因此，毕业生千万不要认为和用人单位签订了就业协议就万事大吉了，应注意报到后及时和用人单位签订劳动合同。

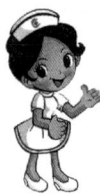

二、签订劳动合同经验宝典

由于用人单位和求职者双方当事人在劳动相关法律法规知识掌握程度上的不均衡，使毕业生在签订劳动合同时明显处于劣势。毕业生在签订合同时应注意下面的事项：

（1）必须与用人单位签订正式的用工合同，明确双方的权利和义务关系。因为如果只有口头约定，一旦日后发生利益纠纷，求职者本人因无字据为证，只能承受可能发生的一切损失。

（2）认真仔细阅读劳动合同，确认劳动合同是否具有法律约束力，签订劳动合同的程序、形式必须合法。需要注意的是，有的单位事先起草好的劳动合同文本中，约定的责、权、利明显对本单位有利，甚至可能含有霸王条款。

（3）合同书写必须规范、条款齐全，双方当面签字盖章。例如当合同涉及数字时，一定要用大写汉字数字；另外要注意合同生效的必要条件和附加条件；合同至少一式两份，双方各执一份合同原文，妥善保管；双方在签订时如有纠纷，应通过合法方式解决。

（4）如果毕业生所进的单位主要从事一些对人身安全有较大威胁的行业时，毕业生一定要向用人单位确认，遇到工伤应该按照法律的规定来处理。

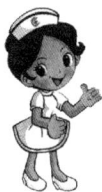

三、事实劳动关系怎么处理

事实劳动关系是指用人单位与劳动者没有订立书面合同，但双方实际履行了劳动权利义务而形成了劳动关系。《中华人民共和国劳动合同法》和《中华人民共和国劳动合同法实施条例》规定：

（1）用人单位自用工之日起，在超过一个月又不满一年的时期内，未与劳动者订立书面劳动合同的，应当向劳动者每月支付两倍的工资。用人单位向劳动者每月支付两倍工资的起算时间为用工之日起满一个月的次日，截止时间为补订书面劳动合同的前一日。

（2）用人单位自用工之日起满一年不与劳动者订立书面劳动合同的，视为用人单位与劳动者已订立无固定期限劳动合同。

（3）自用工之日起一个月内，经用人单位书面通知后，劳动者不与用人单位订立书面劳动合同的，用人单位应当书面通知劳动者终止劳动关系，无需向劳动者支付经济补偿，但是应当依法向劳动者支付其实际工作时间的劳动报酬。

（4）试用期的规定。如果与用工单位签订劳动合同期限为三个月以上不满一年的，试用期不得超过一个月；期限为一年以上不满三年的，试用期不得超过两个月；期限为三年以上或无固定期的，试用期不得超过六个月。同一劳动者在同一单位试用期只能一次约定，不能事后更改。试用期的工资不低于同岗位最低档工资或劳动合同约定工资的80%及最低工资。

（5）劳动合同的解除与终止。根据劳动法规定，劳动者在试用期内提前三日通知用人单位，可以解除劳动合同；在合同期内劳动者提前三十日以书面形式通知用人单位，可以解除劳动合同。

第七节　社会保险

社会保险是指国家通过立法强制实行的，对劳动者因年老、工伤、疾病、生育、残废、失业、死亡等原因丧失劳动能力或暂时失去工作时，给予劳动者本人或供养直系亲属物质帮助的一种社会保障制度。社会保险包括：养老保险、工伤保险、医疗保险、生育保险和失业保险。

毕业生一定要关心自己社会保险关系的建立、转移和接续。在与用人单位签订劳动合同时，必须看清楚两点：一是单位为自己买了什么类型的保险；二是单位和本人支付保险费的比例分别是多少。要注意查询用人单位是否已按规定为自己办理了参保缴费手续，建立了社会保险关系；尚未就业的毕业生，本人应到当地社会保险经办机构办理参保缴费手续。当与单位解除劳动合同关系后，要按当地政府的规定，到社会保险经办机构办理社会保险关系的中断或转出等事宜。毕业生在与新单位重新确立劳动合同关系后，应及时到社会保险经办机构办理社会保险关系的转移和接续手续。

（迟芙蓉、陈小博、唐艳、邓芝伶）